国家卫生和计划生育委员会"十二五"规划教材
全国中等卫生职业教育配套教材

供护理、助产专业用

外科护理学习指导

主　编　俞宝明　李　勇

副主编　卢玉彬　杨　环

编　者（以姓氏笔画为序）

马文宝（潍坊护理职业学院）

马玉儿（山东大学公共卫生学院）

王　宁（西安市卫生学校）

卢玉彬（甘肃卫生职业学院）

李　陟（江西省赣州卫生学校）

李　勇（成都铁路卫生学校）

杨　环（新疆昌吉职业技术学院护理分院）

肖　凯（成都铁路卫生学校附属医院）

余宜龙（安徽省阜阳职业技术学院）

辛长海（河南省焦作卫生医药学校）

俞宝明（江西省赣州卫生学校）

贾　欣（郑州市卫生学校）

徐小晴（成都铁路卫生学校）

凌志杰（江西省赣州卫生学校）（兼秘书）

康　萍（福建省龙岩卫生学校）

彭晓艳（成都铁路卫生学校）

曾　芍（湖南省娄底市卫生学校）

黎玉辉（呼伦贝尔市卫生学校）

人民卫生出版社

图书在版编目（CIP）数据

外科护理学习指导 / 俞宝明，李勇主编. —北京：人民
卫生出版社，2015
ISBN 978-7-117-21129-1

Ⅰ. ①外… Ⅱ. ①俞… ②李… Ⅲ. ①外科学 – 护理
学 – 中等专业学校 – 教学参考资料 Ⅳ. ①R473.6

中国版本图书馆 CIP 数据核字（2015）第 244255 号

人卫社官网	**www.pmph.com**	出版物查询，在线购书
人卫医学网	**www.ipmph.com**	医学考试辅导，医学数 据库服务，医学教育资 源，大众健康资讯

外科护理学习指导

主　　编：俞宝明　李　勇
出版发行：人民卫生出版社（中继线 010-59780011）
地　　址：北京市朝阳区潘家园南里 19 号
邮　　编：100021
E - mail：pmph @ pmph.com
购书热线：010-59787592　010-59787584　010-65264830
印　　刷：中农印务有限公司
经　　销：新华书店
开　　本：787×1092　1/16　　印张：9
字　　数：225 千字
版　　次：2015 年 11 月第 1 版　2022 年 10 月第 1 版第 13 次印刷
标准书号：ISBN 978-7-117-21129-1/R・21130
定　　价：19.00 元

打击盗版举报电话：**010-59787491　E-mail：WQ @ pmph.com**
　（凡属印装质量问题请与本社市场营销中心联系退换）

前　言

　　《外科护理学习指导》是为配合教育部颁布的《中等职业学校专业教学标准(试行)》医药卫生类(第一辑),更好地适应我国中等护理教育改革和发展的需要,根据"十二五"职业教育国家规划教材《外科护理》(第3版)和最新《护士执业资格考试大纲》进行编写的配套教材。

　　本书在编写体例上进行大胆创新,基本结构由知识清单、难点解析、护考训练三部分组成。

　　知识清单是将《外科护理》教材中每一个必须记忆的知识点总结提炼成一句话,让学习者有针对性地记忆;重点的词、句用黑体字加粗标出;部分知识点还编成趣味口诀来帮助学习者巧妙速记。

　　难点解析是将教材中未能详细阐明的内容或知识进行相关解释或分析,帮助学习者理解和记忆。

　　护考训练包括练习和参考答案两部分,练习题涵盖考试大纲考点,按照护考试卷各类题型比例进行命题,在强调测试学习者外科护理基本理论、基本知识和基本技能(三基)的同时,还特别注重测试学习者的人文素质和综合能力;选择题均附有参考答案。

　　本书是编者多年从事外科护理教育教学、悉心研究、认真归纳、系统总结的成果。在编写过程中,得到了编者所在院校、医院领导的大力支持和帮助,同时参考了国内大量相关书籍和教材,在此一并表示诚挚的谢意。

　　由于编者水平所限,错漏之处在所难免,在此恳请广大师生给予批评指正。

俞宝明　李　勇

2015年9月

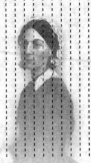

目　录

第一章 绪 论

【知识清单】

1. 外科护理是以**外科疾病病人和有潜在外科疾病的人**为主要服务对象,学习诊断和处理其对现存的和潜在的健康问题的反应的一门专业技能课程。

2. 现代外科疾病一般分为**创伤、感染、肿瘤、畸形和功能障碍**五大类,这五大类疾病护理知识和技术问题成了外科护理的内容,其中**核心内容是手术前后护理**。

3. **南丁格尔**在克里米亚战争中,成功应用清洁、消毒、换药、包扎伤口、改善营养膳食、安慰伤病员等护理手段,注重伤病员的心理调节、营养补充,使伤员的死亡率由原来的42%降至2.2%,证实了护理工作在外科疾病病人治疗过程中的地位和意义,由此**创建了护理学,并延伸出外科护理学**。

4. **外科护士应具备的素质** ①具备高尚的道德素质;②具备良好的身心素质;③具备扎实的业务素质;④具备良好的人文素质。

5. **外科护理的学习目标和方法** ①明确学习目标:学习外科护理的基本目标是为了掌握外科基本知识与护理技术,并将其用于实践,努力提高自身为人民服务的本领,更好地为人类健康做出贡献;②理解外科护理课程的理念;③注重理论联系实际;④重视综合职业能力的培养。

【护考训练】

1. 下列**不是**外科护理特点的是
   A. 发病急 　　　　　B. 抢救多 　　　　　C. 病情变化快
   D. 老年病人最多 　　E. 多数病人存在躯体移动受限

2. 外科疾病按病因大致可分为
   A. 创伤、感染、肿瘤、畸形
   B. 休克、创伤、感染、肿瘤
   C. 休克、创伤、感染、肿瘤、功能障碍
   D. 创伤、感染、肿瘤、畸形、功能障碍
   E. 创伤、肿瘤、畸形、功能障碍

3. 护理程序由五个步骤组成,正确的顺序是
   A. 评估—诊断—目标—措施—评价
   B. 评估—诊断—计划—实施—评价
   C. 评估—评价—诊断—计划—实施
   D. 评价—计划—诊断—评估—实施

E. 评价—措施—计划—诊断—评估

4. 现代外科工作中护理的地位和作用应是

A. 附属于医疗工作,不能单独处理病人

B. 主要在生活护理上照顾病人

C. 执行打针发药等有关基础护理的工作

D. 以执行医嘱为主,是医生的助手

E. 按护理程序独立对病人进行护理,与医生是合作关系

5. 现代护理活动的扩展主要体现在以下几个方面,但**除外**

A. 由病人向健康人群扩展

B. 由疾病护理向预防、保健、康复扩展

C. 由躯体护理向心理、精神方面扩展

D. 由护理技能向医疗管理方面扩展

E. 由医院向社区、家庭扩展

6. 外科护理最核心的研究内容是

A. 外科护理的基本知识　　　　B. 外科护理的基本技能

C. 外科护理的基本理论　　　　D. 外科护理技术

E. 围术期护理

7. 当组织一个抢救班子,处理一个特大交通事故的抢救工作时,挑选护士时必须考虑的条件是

A. 身体健康　　B. 仪表文雅　　C. 举止稳重　　D. 性格开朗　　E. 待人有礼

8. 外科7床病人诉伤口痛,8床病人诉腹胀(肝硬化腹水所致),某护士在执行医嘱时,误将止痛药物用于8床病人,而将白蛋白用于7床病人,为避免类似错误发生护士应具备

A. 高尚的道德情操　　B. 正确的人生观　　　　C. 健康的身体

D. 坚定的信念　　　　E. 高度的责任心

(李　勇)

第二章 外科体液代谢失衡病人的护理

第一节 体液的正常代谢

【知识清单】

1. 成年**男性**体液总量约占体重的60%，**女性**约占体重的55%，**婴幼儿**占体重的70%~80%。体液可分为细胞内液和细胞外液，细胞内液约占男性体重的40%（女性35%）；而男、女性细胞外液均为体重的20%。细胞外液又可分为组织间液和血管内液，前者约占体重的15%，后者为血浆，占5%。

2. 人体每日水的出入量保持动态平衡（表2-1），肾脏是调节人体水分最主要的器官，**每天至少排尿500ml才能排出全部代谢废物**。

表2-1 正常成人每日水分出入量

每日摄入量(ml)		每日排出量(ml)	
饮水	1000~1500	尿	1000~1500
食物含水	700	粪	200
内生水（代谢水）	300	呼吸蒸发	300
		皮肤蒸发	500
总入量	2000~2500	总出量	2000~2500

3. **细胞外液中最主要的阳离子是Na^+，主要阴离子是Cl^-、HCO_3^-；细胞内液中主要阳离子是K^+、Mg^{2+}，主要阴离子是HPO_4^{2-}和蛋白阴离子。**

4. 血液的pH保持在7.35~7.45范围内，主要是通过**血液的缓冲系统、肺的呼吸和肾的排泄进行调节**。

【难点解析】

血液缓冲系统包括细胞内磷酸盐缓冲系、红细胞内血红蛋白缓冲系、血浆蛋白缓冲系、碳酸氢盐缓冲系等。其中以**血浆中HCO_3^-/H_2CO_3缓冲系统最为重要**，浓度最大，缓冲能力最强。HCO_3^-的正常值平均为24mmol/L，H_2CO_3的正常值为1.2mmol/L，两者相比值HCO_3^-/H_2CO_3=24:1.2=20:1，只要HCO_3^-/H_2CO_3的比值保持为20:1，酸碱即能维持平衡。当体内酸性物质过多时，HCO_3^-可结合H^+产生H_2CO_3，继而分解为CO_2和H_2O，通过呼吸排出CO_2；而当碱性物质过多时，H_2CO_3可结合OH^-产生HCO_3^-和H_2O，从而进行酸碱平衡的调节。肺的呼吸

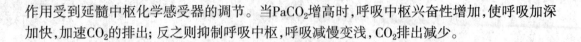

作用受到延髓中枢化学感受器的调节。当 $PaCO_2$ 增高时,呼吸中枢兴奋性增加,使呼吸加深加快,加速 CO_2 的排出;反之则抑制呼吸中枢,呼吸减慢变浅, CO_2 排出减少。

第二节 水、电解质代谢失衡病人的护理

【知识清单】

1. **高渗性缺水** 失水多于失钠,血清钠 > 150mmol/L,轻度缺水病人饮水即可,不能饮水或中度以上缺水病人应**首先静脉输注5%葡萄糖溶液**。

2. **低渗性缺水** 失钠多于失水,血清钠 < 135mmol/L,轻中度缺钠者,一般补充5%葡萄糖盐溶液。重度缺钠者,先输晶体溶液,后输胶体溶液,然后再滴注高渗盐水,如3%~5%氯化钠溶液。

3. **等渗性缺水** 水和钠成比例地丧失,血清钠维持在135~145mmol/L,是外科临床中最常见的缺水类型。轻度缺水病人饮含盐饮料,不能饮水或中度以上缺水病人首先静脉补给等渗盐水或平衡盐溶液。

4. **补液总量的组成** 包括三个部分,即生理需要量、已经损失量和继续损失量。生理需要量成人每日可补水分2000~2500ml,氯化钠4~5g,氯化钾3~4g,葡萄糖需100~150g以上;已经损失量指从发病到就诊时累积已损失的体液总量;继续损失量指治疗过程中非生理性的体液丢失量,如发热病人,**体温每升高1℃,每日每千克体重皮肤蒸发水分增加3~5ml**;如果出汗,则失水更多,大汗湿透一身内衣裤,约丢失低渗液体1000ml。成人气管切开病人每日从呼吸道蒸发的水分约为800~1200ml。

5. **补液总量的计算** ①第1日补液总量=生理需要量+1/2已经损失量;②第2日补液总量=生理需要量+1/2已经丧失量(酌情减免)+前1日继续损失量;③第3日补液总量=生理需要量+前1日继续损失量。

6. **补液疗效的观察指标** ①尿量;②生命体征是否平稳;③精神状态有无好转;④缺水征象是否改善;⑤中心静脉压(CVP)是否正常;⑥血、尿液等有关检查结果是否恢复正常。

7. 补液的原则通常是**先盐后糖、先晶后胶、先快后慢、液种交替、尿畅补钾**。

8. **低钾血症** 血清钾浓度低于3.5mmol/L。常见病因有:①钾摄入不足;②钾排出过多;③体内转移。肌无力是最早出现的症状,病人出现反常性酸性尿。心电图检查U波出现。

9. **静脉补钾时应遵循四项原则** ①**尿少不补钾**:尿量超过40ml/h或500ml/d以上时,补钾较为安全;②**浓度不过高**:静脉滴注氯化钾的安全浓度不超过0.3%;③**滴速不过快**:一般不宜超过60滴/分;④**总量不过大**:定时监测血钾浓度,及时调整每日补钾总量,一般每日补氯化钾约3~6g。严禁直接静脉推注。

10. **高钾血症** 血清钾浓度高于5.5mmol/L。常见病因有:①钾摄入过多;②钾排出减少;③体内转移。轻度高钾血症早期无特异性表现,如进一步发展,则神经、肌肉功能异常、心功能异常甚至**心脏骤停于舒张期**等。

11. **降低血清钾浓度**主要措施 ①**禁钾**:禁食一切含钾食物和药物、禁输库存血液;②**抗钾**:高钾引起心律失常,应缓慢静注10%葡萄糖酸钙溶液20ml;③**转钾**:静脉输注5%碳酸氢钠液以碱化细胞外液,以及**静脉滴注高渗葡萄糖及胰岛素溶液促进 K^+ 向细胞内转移**;④排

钾：最常用的方法是**透析疗法**。

【难点解析】

低渗性缺水由于细胞外液呈低渗状态，水分子由低渗透压一边经细胞膜进入细胞内，体液容量改变以细胞外液为主。细胞外液减少，呈低渗状态，机体减少抗利尿激素的分泌，使水在肾小管的重吸收减少，尿量排出增多，从而提高细胞外液的渗透压。但随此改变的结果使细胞外液进一步减少，于是细胞间液进入血液循环，以部分地补充血容量。为避免循环血量再减少，迫使肾素-醛固酮系统兴奋，远曲小管对钠和水的重吸收增多。抗利尿激素分泌增多，水重吸收增加，导致少尿。如血容量继续减少，上述代偿功能无法维持血容量时，将出现休克。

第三节 酸碱代谢失衡病人的护理

【知识清单】

1. pH < 7.35 称为酸中毒，pH > 7.45 称为碱中毒。

2. **代谢性酸中毒是外科临床最常见的酸碱平衡失调**。常见致病因素是**酸性物质产生过多、H⁺排出减少、碱性物质丢失过多、高钾血症**等。突出表现是呼吸加深、加快、有时呼出气体有酮味，颜面潮红、口唇樱桃红色。应积极治疗原发疾病，轻度代谢性酸中毒可适当补液纠正缺水，**重度代谢性酸中毒需补充碱性液，首选5%NaHCO₃溶液100~250ml**。静脉滴注5%NaHCO₃溶液时应注意：①5%NaHCO₃溶液宜单独缓慢滴入，首次用量宜在2~4小时滴完；②酸中毒时血清钾离子增多，血清中解离的钙离子也增多，故常掩盖低钾血症和低钙血症。因此，**在补充碳酸氢钠后应注意观察有无缺钾、缺钙症状的发生**。

3. 代谢性碱中毒 常见致病因素有**胃液丧失过多**、碱性物质摄入过多及**低钾血症**。病人出现**呼吸浅慢、组织缺氧和电解质紊乱表现**。应积极治疗原发病，**轻度只需补充等渗盐水或葡萄糖盐水和适量氯化钾**，严重者可用稀释的盐酸溶液或盐酸精氨酸溶液，以尽快排出过多的HCO₃⁻。如有抽搐者可给**10%葡萄糖酸钙溶液20ml，缓慢静脉推注**。

4. 呼吸性酸中毒 常见于呼吸中枢抑制、胸部活动受限、**呼吸道梗阻**或肺部胸部疾患、呼吸机管理不当。病人出现胸闷、气促、呼吸困难、发绀、头痛等。应及时消除病因，**改善呼吸道通气并给氧**，必要时进行气管插管或气管切开辅助呼吸。

5. 呼吸性碱中毒 常见原因有癔症、高热、中枢神经系统疾病、疼痛、严重创伤或感染、呼吸机辅助通气过度等。呼吸快而浅或短促，病人可有眩晕、手足和口周麻木、肌震颤、抽搐等。可用**长纸筒、纸袋罩住口鼻呼吸**，增加呼吸道无效腔，减少CO₂直接呼出，或吸入含有5%CO₂的氧气，从而提高PaCO₂。

【难点解析】

严重损伤、腹膜炎、休克等，失血性或感染性休克致急性循环衰竭，组织缺血缺氧，产生大量丙酮酸及乳酸，出现乳酸性酸中毒。糖尿病或长期不能进食，体内脂肪分解过多，形成大量酮体，引起酮症酸中毒；抽搐、心脏骤停等也可引起体内有机酸形成过多而致代谢性酸中毒。

【护考训练】

1. 成年男性体液总量约占体重的
   A. 40%   B. 45%   C. 50%   D. 55%   E. 60%

2. 细胞外液中最主要的阳离子是
   A. Na^+ B. K^+ C. Ca^{2+} D. Mg^{2+} E. Fe^{2+}

3. 高渗性脱水丢失的主要是
   A. 水为主   B. 钠为主   C. 水、钠均丢失   D. 磷为主   E. 钙为主

4. 低渗性脱水,血清钠的浓度范围是
   A. 高于150mmol/L   B. 高于145mmol/L   C. 高于135mmol/L
   D. 低于135mmol/L   E. 低于125mmol/L

5. 轻度高渗性脱水失水量为体重的
   A. 2%~4%   B. 3%~5%   C. 4%~6%   D. 5%~7%   E. 6%以上

6. 液体疗法的补液原则错误的是
   A. 先盐后糖   B. 先晶后胶   C. 先慢后快   D. 尿畅补钾   E. 液种交替

7. 液体疗法疗效观察的内容错误的是
   A. 尿量   B. 中心静脉压   C. 生命体征   D. 饮食   E. 精神状态

8. 容易发生代谢性碱中毒的疾病是
   A. 肝脓肿   B. 小肠破裂   C. 肾结核
   D. 上消化道出血   E. 瘢痕性幽门梗阻

9. 代谢性酸中毒病人的呼吸表现为
   A. 吸气性呼吸困难   B. 呼吸间断   C. 呼气性呼吸困难
   D. 呼吸加深加快   E. 呼吸变浅变慢

10. 陈先生,52岁。出现了代谢性酸中毒的症状,请问机体调节酸碱平衡最重要的途径是
    A. 神经-内分泌系统   B. 肾脏   C. 细胞内外交换系统
    D. 血液缓冲系统   E. 肺脏

11. 丁女士,因外伤失血而引起休克,送至医院后立即给予输血输液。当病人输入大量库存血后容易出现
    A. 低血钾   B. 低血钙   C. 高血钠   D. 低血钠   E. 高血钾

12. 婴儿,10个月。呕吐、腹泻2天,入院给该婴儿补液后出现低血钾,护士遵医嘱为该婴儿补钾,下列处理中错误的是
    A. 有尿后再进行补钾   B. 必要时可将含钾液静脉缓慢推注
    C. 静脉补钾的浓度不超过0.3%   D. 最好用输液泵控制输液速度
    E. 滴注速度不可过快

13. 赖先生出现了高渗性脱水,其早期的主要表现是
    A. 尿量增多   B. 血压下降   C. 口渴   D. 神志淡漠   E. 烦躁

14. 王先生,40岁,体重60kg,体温40℃,入院后遵医嘱药物降温,病人大量出汗,湿透一身内衣裤,此时失水大约为
    A. 700ml   B. 1000ml   C. 2000ml   D. 1700ml   E. 3500ml

（15~16题共用题干）

胡女士,40岁。因急性腹膜炎发生大量呕吐,并发等渗性脱水,其血清钠浓度范围为135~145mmol/L。

15. 胡女士的补液治疗应采用的液体是
    A. 碳酸氢钠溶液   B. 3%~5%盐水   C. 平衡盐溶液
    D. 50%葡萄糖溶液   E. 5%葡萄糖溶液

16. 胡女士脱水的主要原因是
    A. 水分摄入不足   B. 水分丢失过多   C. 补充等渗溶液过多
    D. 消化液长期慢性丢失   E. 消化液的急性丧失

（17~19题共用题干）

廖先生,40岁。因食管癌进食困难1个月余,感乏力、严重口渴、尿少而色深,1个月前体重60kg,现体重50kg。查体:血压、体温均正常,眼窝凹陷、唇舌干燥、皮肤弹性差。

17. 廖先生的脱水性质和程度为
    A. 轻度高渗性脱水   B. 中度高渗性脱水   C. 重度高渗性脱水
    D. 中度等渗性脱水   E. 重度低渗性脱水

18. 病人补液后口渴减轻,测血清钾浓度为3.1mmol/L,医嘱静脉补钾,执行医嘱前必须明确病人尿量至少为每小时
    A. 20ml   B. 25ml   C. 30ml   D. 35ml   E. 40ml

19. 将10%氯化钾30ml稀释于5%葡萄糖溶液中,至少需要的溶液量是
    A. 200ml   B. 300ml   C. 500ml   D. 800ml   E. 1000ml

（20~21题共用题干）

林先生,35岁。在地震中被坍塌的墙体压倒,大面积软组织损伤,出现休克并发代谢性酸中毒,遵医嘱立即静脉输注平衡盐溶液和5%$NaHCO_3$溶液。

20. 静脉输入5%碳酸氢钠的目的是
    A. 扩充血容量   B. 供给电解质   C. 维持胶体渗透压
    D. 调节酸碱平衡   E. 改善微循环

21. 代谢性酸中毒病人,遵医嘱静脉滴注5%$NaHCO_3$溶液后,需要注意可能发生
    A. 低钠血症   B. 低镁血症   C. 低钾血症   D. 低氯血症   E. 低磷血症

（22~23题共用题干）

高奶奶,67岁。因老伴去世过度悲伤痛哭,随后出现口周麻木、手足抽搐,查$PaCO_2$27mmHg,CO_2CP38%。

22. 高奶奶存在的酸碱失衡是
    A. 代谢性酸中毒合并呼吸性碱中毒   B. 代谢性碱中毒合并呼吸性碱中毒
    C. 呼吸性酸中毒   D. 呼吸性碱中毒
    E. 呼吸性酸中毒合并代谢性碱中毒

23. 护士应采取的措施是
    A. 用纸袋罩住口鼻呼吸   B. 气管切开
    C. 使用呼吸机   D. 静脉补钙
    E. 安慰病人

（康 萍）

第三章　外科病人营养代谢支持的护理

【知识清单】

1. 营养支持(NS)是指在饮食摄入不足或不能进食时,通过肠内或肠外途径补充或提供人体所需营养的一种技术。

2. 机体所**必需的营养素有碳水化合物、蛋白质、脂肪、维生素、水和无机盐六大类**,其中**碳水化合物、蛋白质、脂肪是生命活动的重要能量物质**。

3. 营养支持的途径分为肠外营养与肠内营养两大类。

4. 肠外营养(PN)是指经**静脉点滴**等胃肠外途径供给病人营养素的方法。肠内营养(EN)是用口服或经胃肠道途径管饲供给病人营养素的方法。

5. 营养支持的具体方法有经口、静脉、管饲或造瘘。

6. **体重变化**可直接反映营养状态,我国成年人理想的**体重(kg)=身高(cm) - 105**,若比理想体重低15%即提示有营养不良。

7. 营养支持的适应证　①无法正常进食者,如消化道瘘、严重胃肠道反应等;②**病情不允许进食者**,如胃肠道需要休息、消化吸收不良、长期腹泻、溃疡性结肠炎等;③**处于高代谢状态,胃肠道的供给量不能满足需要者**,如大面积烧伤、严重感染等;④**明确的营养不良者**,如体重明显低于正常或血浆蛋白过低;⑤具有营养不良风险或可能发生手术并发症的高危病人。

8. 营养支持的禁忌证　对伴有严重腹泻、消化道活动性出血及肠梗阻病人应禁用肠内营养。伴有严重酸碱平衡失调、凝血功能异常者禁用肠外营养。

9. 肠内营养给予方式　①经喂养管分次缓慢注入,**每次100~300ml**,在10~20分钟内完成;②经输注管与喂养管相连,缓慢间隙滴注,每次入量在2~3小时内完成,间隔2~3小时。

10. 肠内营养支持病人的护理　①选择合适的营养制剂,配制营养液(要素饮食)时应**严格无菌操作,现用现配**,暂不用时置于4℃冰箱保存,24小时内用完,以防细菌繁殖,引起腹泻及肠道感染。②妥善固定喂养管,输注前确定导管的位置是否恰当。有意识障碍、胃排空迟缓者或经鼻胃管、胃造瘘管输注营养液的病人喂养时取30°~45°半卧位,喂养后1小时内尽量不搬动病人。输注营养液前及连续输注过程中(每隔4小时)抽吸并评估胃内残余量,若超过100~150ml,应减慢或暂停输注,以防引起反流和误吸。③营养液应由**小剂量、低浓度、低速度开始输入**,以提高胃肠道耐受性。**营养液用量由800ml/d可渐增至2500~3000ml/d;浓度由12%渐增至25%;速度由40ml/h渐增至120ml/h**。采用分次输注时,每次量不超过200ml,于10~20分钟完成,两次间隔不少于2小时。营养液输入时温度应保持恒定(38~40℃)。④保持管道清洁,输注前后应冲洗管道,保持通畅。⑤做好营养监测和并发症观察,准确记录24小时出入量。

11. 肠内营养支持严重的并发症为鼻胃管移位和胃内容物潴留所致的**误吸**。

12. 肠外营养支持病人的护理 ①规范配制全营养混合液,**现用现配**,不得加入抗生素、激素、升压药等,在24小时内输完。②妥善固定静脉导管,防止导管移位,每日在无菌操作下更换输液管及输液袋,每周2次消毒置管口皮肤,更换无菌透明敷贴,局部有异常时及时消毒和更换敷贴。采用**正压封管**技术,防止回血凝固导致导管堵塞,保持管腔通畅。③**输入速度由慢到快**,**营养液浓度由低至高**,均匀、**连续输入**,以适应人体代谢能力并充分利用输入的营养液。④做好肠外营养监测,密切观察并发症的发生,警惕高糖性非酮症酸中毒。⑤当病人胃肠道功能恢复或允许进食情况下,**尽早经口进食或肠内营养**,以降低和预防肠外营养相关并发症的发生。

【难点解析】

充分认识肠外营养的各种并发症,采取措施予以预防及积极治疗,是施行肠外营养的重要环节。肠外营养的并发症可分为技术性、代谢性及感染性三类。

1. 技术性并发症 气胸、血管、神经或胸导管损伤、空气栓塞、导管扭曲或折断等。以**空气栓塞最严重**,可导致死亡。预防:熟悉解剖、正确穿刺。

2. 代谢性并发症

（1）补充不足:包括电解质紊乱、微量元素缺乏和必需脂肪酸缺乏等。预防:注意各种营养物质的均衡性补充。

（2）糖代谢异常:包括胰岛素用量不当引起的高血糖或低血糖、葡萄糖用量过多引起的肝损害(脂肪肝)。预防:注意胰岛素和葡萄糖的用量及补充速度。

（3）肠外营养本身的并发症:如胆汁淤滞、胆泥及胆石形成、肝酶谱升高、肠屏障功能减退继发肠道细菌和内毒素移位引起肠源性感染。预防:适当补充谷氨酰胺类肠黏膜保护剂和及早改用肠内营养。

3. 感染性并发症 主要是导管性脓毒症。

（1）原因:插管时无菌操作不严、插管后局部伤口处理不当和营养液在配制过程中受污染所致。

（2）临床表现:突发寒战、高热,重者可发生感染性休克。

（3）预防:导管置入和营养液配制应严格执行无菌操作,规范的导管护理。

【护考训练】

1. 下列**不是**肠内营养途径的是
　　A. 口服　　　　B. 管饲　　　　C. 静脉　　　　D. 造瘘　　　　E. 鼻饲

2. 肠内营养治疗时最常见的并发症是
　　A. 喂养管阻塞　　　　　B. 高血糖　　　　　C. 吸入性肺炎
　　D. 胃肠道并发症　　　　E. 导管感染

3. 一般情况下糖提供机体所需能量的
　　A. 40%~50%　　B. 50%~60%　　C. 60%~70%　　D. 70%以上　　E. 80%以上

4. 李大爷,70岁。因高位小肠瘘1天入院,入院后连续5天经颈内静脉插管输入肠外营养液,护士查房时发现其出现幻觉,神志淡漠,继之昏迷。最有可能的原因是
　　A. 高渗性非酮症昏迷　　B. 气胸　　　　　　C. 肺部感染

D. 导管性脓毒症　　　　E. 咽喉部感染

5. 李大爷因胃全切除术输注静脉高价营养3个月后,出现高渗性非酮症昏迷。出现这一现象的主要原因是

A. 深静脉插管感染导致的脓毒症　　B. 高价营养液被污染

C. 中枢神经系统功能失常　　　　　D. 胰岛素分泌不足

E. 渗透性利尿、水电解质酸碱平衡紊乱

6. 张女士,50岁。患结肠溃疡多年,近日严重消瘦,腹泻>10次/天。若考虑对其营养支持,应

A. 予肠内营养支持　　　　　　　　B. 予肠外营养支持

C. 纠正电解质紊乱　　　　　　　　D. 先予肠内营养,再予肠外营养支持

E. 嘱病人增加进食次数

(7~9题共用题干)

张女士,50岁。胃大部切除术后2天,有活动性出血。

7. 首先为张女士提供人体所需营养的途径是

A. 口服　　　　B. 静脉　　　　C. 管饲　　　　D. 造瘘　　　　E. 进食

8. 外科营养支持病人的营养液配制后冷藏的有效时间是

A. 2小时　　　　B. 4小时　　　　C. 8小时　　　　D. 12小时　　　　E. 24小时

9. 手术1周后,病人胃肠功能恢复,为降低和预防肠外营养相关并发症的发生。正确的方法是

A. 加大肠外营养的剂量　　　　　　B. 增加营养素的种类

C. 鼓励病人进普食　　　　　　　　D. 尽早经口进食或肠内营养

E. 做好肠外营养监测

(卢玉彬)

第四章 外科休克病人的护理

【知识清单】

1. **休克**是机体受到强烈的致病因素侵袭后,导致**有效循环血量锐减**,组织灌注不足、细胞代谢紊乱和功能受损为特点的一种危急临床综合征。

2. 按病因,休克分为低血容量性休克、心源性休克、神经源性休克、过敏性休克和感染性休克五类,外科以**低血容量性休克**和**感染性休克最为常见**。大量失血失液、严重创伤导致的休克属于低血容量性休克。

3. 各类休克的共同病理生理基础是**有效循环血量锐减**和**组织灌注不足**,以及产生炎症介质。休克的微循环改变分为3期: **微循环收缩期**、**微循环扩张期**、**微循环衰竭期**。

4. 休克病人的身体状况评估要点及程度见表4-1。

表4-1 休克的身体状况评估要点及程度

| 分期 | 程度 | 神志 | 皮肤黏膜(体表) | | | 脉搏 | 血压 | 尿量 | 估计失血量 |
			色泽	温度	血管				
休克代偿期	轻度	清楚,精神紧张,躁动不安	开始苍白	正常或发冷	正常	100次/分以下,尚有力	舒张压升高,收缩压正常或稍高,脉压缩小<30mmHg	正常或稍少	<20% (<800ml)
休克抑制期	中度	尚清楚,表情淡漠,反应迟钝	苍白或发绀	发冷	表浅静脉塌陷,毛细血管充盈迟缓	100次/分以上,较弱	收缩压下降为70~90mmHg,脉压更小<20mmHg	减少	20%~40% (800~1600ml)
	重度	意识模糊,嗜睡,甚至昏迷	显著苍白,青紫或花斑状、瘀斑	厥冷(肢端尤其明显)	毛细血管充盈更迟缓,表浅静脉塌陷	很弱或摸不清	收缩压在70mmHg以下或测不到	极少或无尿	>40% (>1600ml)

5. **中心静脉压(CVP)**可反映相对血容量和右心功能,正常值为5~10cmH$_2$O (0.49~0.98kPa)。CVP降低表示血容量不足,增高提示有心功能不全。

6. 针对导致休克的原因和不同发展阶段特点采取相应的措施: **尽快恢复有效循环血量**;积极处理原发疾病;纠正微循环障碍;保护重要器官功能,预防MODS。

11

7. 一般护理 ①急救病人可取**去枕平卧位或抗休克体位**(病人头和躯干抬高20°~30°,下肢抬高15°~20°卧位),以暂时增加回心血量;②保持呼吸道通畅,遵医嘱经鼻导管**给氧,氧流量为6~8L/min,氧浓度40%~50%**;③采用加盖棉被、毛毯和调节室温等措施进行**保暖**,禁用热水袋、电热毯等体表局部加温方法。

8. 病情观察 ①**意识和精神**是脑组织血液灌注和全身循环状况的反映。若神志清醒,说明循环血量已基本满足;如果表情淡漠、烦躁不安、谵妄、嗜睡或昏迷,则说明缺血缺氧已致脑功能障碍;②常用**脉率/收缩压**(mmHg)**计算休克指数**,帮助判断休克及程度。休克指数正常值为0.58左右;**≥1.0提示有休克;>2.0提示严重休克**;③**皮肤色泽和温度**是体表灌流情况的标志。大多休克病人皮肤和口唇黏膜苍白、发绀或呈花斑状,甚至有瘀斑,四肢湿冷;如果肢体皮肤干燥、红润,四肢转暖,说明末梢循环恢复;④**尿量**可反映肾血流灌注情况,是观察休克变化简便而有效的指标。**尿量大于30ml/h,表明休克在改善**。

9. 治疗配合 ①**扩容**是运用输液、输血等方法使病人有效循环血量迅速得到恢复,是**治疗休克最基本也是最有效的措施**。尽快建立两条以上静脉输液通道,大量快速补液,合理补液(表4-2);②**血管扩张药物必须在补足血容量的基础上使用**,否则会导致血压急剧下降;③休克病人大多伴有酸中毒,一般病人经补液扩容即可缓解,严重者应遵医嘱补充碱性溶液,常用药物为5%**碳酸氢钠**。

表4-2 中心静脉压及血压与补液的关系

中心静脉压	血压	原因	处理原则
低	低	血容量严重不足	充分补液
低	正常	血容量不足	适当补液
高	低	心功能不全或血容量相对过多	给强心药,纠正酸中毒,舒张血管
高	正常	容量血管过度收缩	舒张血管
正常	低	心功能不全或血容量不足	补液试验*

*补液试验:取等渗盐水250ml,于5~10分钟内经静脉滴入,若血压升高而CVP不变,提示血容量不足;若血压不变而CVP升高3~5cmH₂O,则提示心功能不全。

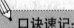

口诀速记:

休 克

休克病理分三期,收缩扩张衰竭期;病情观察要细心,血压脉搏加意识;
皮温色泽和尿量,特殊监测CVP;急救病人中四位,扩容治疗是第一;
吸氧纠酸抗感染,晶胶液体宜交替;血管舒缩活性剂,用之得当显神奇;
各型休克辨仔细,根治还要病因去。

【难点解析】

有效循环血量锐减和组织灌注不足,以及产生炎症介质是各类休克的共同病理生理基础。在有效循环血量不足引起休克的过程中,占总循环量20%的微循环也相应地发生不同阶段的变化。微循环是指循环系统中微动脉和微静脉之间的部分,其功能是进行血液和组织之间的物质交换。典型的微循环由微动脉、后微动脉、毛细血管前括约肌、真毛细血管、通毛细血管(直捷通路)、动-静脉吻合支和微静脉等部分组成。其微循环的变化分为三个过程。

1. 微循环收缩期 又称为缺血缺氧期。休克早期,由于有效循环血量锐减,动脉血压下降,机体通过一系列代偿机制调节和矫正所发生的病理变化。交感-肾上腺轴兴奋,引起心跳加快、心排血量增加以维持循环相对稳定。皮肤等非重要生命器官的毛细血管前括约肌收缩,后括约肌相对开放、动静脉间短路开放,微循环处于"**只出不进**"的**低灌注状态**,有助于组织液回吸收和血容量得到一定补偿,暂时保障心、脑等生命器官血液供应。故此期称为休克代偿期,若能在此时去除病因,休克容易得到纠正。

2. 微循环扩张期 又称为淤血缺氧期。若休克继续发展,细胞因长时间缺血缺氧而无氧代谢,大量酸性产物蓄积,毛细血管前括约肌舒张;而后括约肌对缺氧耐受力强,处于相对收缩状态。微循环处于"**只进不出**"的**再灌注状态**,血液滞留,毛细血管网内静脉压升高致血浆外渗,进一步降低了回心血量,心搏出量继续减少、血压下降,心、脑器官灌注不足,休克加重而进入抑制期。

3. 微循环衰竭期 又称为弥散性血管内凝血期。滞留在毛细血管内的血液浓缩并且在酸性环境下处于高凝状态,以致容易形成微血栓,甚至引起弥散性血管内凝血(DIC)。微循环处于"**不进不出**"的**停滞状态**,组织器官缺氧更加严重。同时,凝血因子大量消耗和继发纤维蛋白溶解系统激活,容易导致内脏或全身广泛出血。最终导致大片组织坏死、器官功能受损,甚至**多系统器官功能障碍或衰竭,是休克病人死亡的主要原因**。

【护考训练】

1. 各类休克共同的病理生理基础是
   A. 外周血管扩张　　　　　B. 心排血量不足　　　　　C. 细胞代谢紊乱
   D. 酸碱平衡失调　　　　　E. 有效循环血量锐减

2. 造成休克病人死亡最主要的原因是
   A. 多系统器官功能障碍或衰竭　　　　　B. 代谢性酸中毒
   C. 高钾血症　　　　　D. 心排血量不足
   E. 窒息

3. 休克的早期临床表现,**除外**
   A. 神志清楚　　　B. 烦躁不安　　　C. 面色苍白　　　D. 血压下降　　　E. 尿量减少

4. 在休克的治疗中,应用血管扩张剂前应注意
   A. 控制感染　　　　　B. 纠正水电解质失衡　　　　　C. 控制原发病
   D. 补足血容量　　　　　E. 采用休克体位

5. 王女士,34岁。因反复呕血、黑便3小时致休克入院,在补液治疗中,循环灌注改善与否的重要判断指标是
   A. 血压回升　　　　　B. 皮肤红润　　　　　C. 尿量增加
   D. 呼吸、脉搏减弱　　　　　E. 肢端温暖

6. 张大爷,65岁。因上消化道出血致低血容量性休克,该病人最理想的体位为
   A. 头高足低位　　　　　B. 侧卧位　　　　　C. 半卧位
   D. 头低足高位　　　　　E. 仰卧中凹位

7. 肖先生,40岁。因车祸导致股骨开放性骨折伴大出血,面色苍白,脉搏细速,现场急救首选措施是

    A. 建立静脉通道   B. 骨折复位固定   C. 止痛

    D. 止血   E. 立即转运

8. 刘阿姨,50岁。因急性腹膜炎手术治疗后第2天,血压80/55mmHg,脉搏130次/分,中心静脉压1.18kPa(12cmH$_2$O),血pH7.33,此时的治疗应首选

    A. 快速大量补液   B. 应用缩血管药物   C. 纠正酸中毒

    D. 应用强心剂   E. 快速补充全血或血浆

9. 社会青年小张,男,20岁。左胸部刀刺伤半小时,意识处于浅昏迷状态、口唇明显发绀、血压60/50mmHg,脉搏150次/分,估计失血量为

    A. 800~1000ml   B. 1000~1200ml   C. 1200~1400ml

    D. 1400~1600ml   E. >1600ml

10. 男性,35岁,因车祸伤后急诊,烦躁不安,面色苍白,四肢湿冷,血压8/4kPa(60/30mmHg),脉率120次/分,诊断为脾破裂,准备手术。该病人的休克指数为

    A. 0.5   B. 1.0   C. 1.5   D. 2.0   E. 2.5

11. 牛叔叔,40岁。骨盆骨折致失血性休克,神志淡漠、面色苍白、四肢冰冷,测血压62/46mmHg,心率145次/分。在抢救过程中,若病人的休克已纠正,其每小时尿量应达到

    A. 20ml   B. 25ml   C. 30ml   D. 35ml   E. 40ml

(12~15题共用题干)

朱女士,23岁。因右下腹疼痛2小时就诊,病人烦躁不安、皮肤苍白、湿冷,血压60/40mmHg,脉搏120次/分,诊断为宫外孕,准备手术。

12. 在等待配血期间,静脉输液宜首选

    A. 5%葡萄糖液   B. 5%葡萄糖等渗盐水   C. 平衡盐溶液

    D. 林格液   E. 5%碳酸氢钠溶液

13. 该病人休克的严重程度为

    A. 无休克   B. 休克   C. 严重休克

    D. 无法判断   E. 以上都不对

14. 下列护理措施**不正确**的是

    A. 吸氧,输液   B. 置热水袋加温   C. 平卧位

    D. 测每小时尿量   E. 测中心静脉压

15. 该病人进入微循环衰竭期时会出现

    A. 表情淡漠   B. 皮肤苍白   C. 尿量减少

    D. 血压下降   E. 全身广泛出血

(李 勇)

第五章 麻醉病人的护理

第一节 概　述

【知识清单】

1. 麻醉是指应用药物或其他方法,使病人的整体或局部暂时失去感觉,以达到**无痛**的目的,为手术治疗或其他医疗检查提供条件。

2. 麻醉的目的是使手术病人**安全、安定、无痛、肌肉松弛**。

3. 根据麻醉作用部位和所用药物的不同,临床麻醉可分为**全身麻醉、椎管内麻醉、局部麻醉**三大类。

4. 用局部麻醉药暂时阻断某些周围神经的冲动传导,使这些神经所支配的区域产生麻醉作用,称为**局部麻醉**,简称局麻。

5. 按照化学结构不同,局部麻醉药可分为两大类:①酯类,如普鲁卡因、丁卡因等;②酰胺类,如利多卡因、丁哌卡因(布比卡因)等。**酯类麻醉药可发生药物过敏,使用前应常规进行药物过敏试验,明确阴性者方可使用。**

6. 椎管内麻醉是将局部麻醉药注入椎管内蛛网膜下隙或者硬脊膜外隙,使部分脊神经传导功能暂时性阻滞而产生的麻醉作用。分为**蛛网膜下隙阻滞麻醉(腰麻)**和**硬脊膜外隙阻滞麻醉(硬膜外麻醉)**。

7. 成人进针点必须在L_2椎体以下,一般经腰部L_3~L_4或L_4~L_5间隙穿刺给药,故简称**腰麻**。

8. 麻醉药物作用于中枢神经系统而产生抑制效应导致病人**意识和全身痛觉暂时消失**的麻醉方法,称为**全身麻醉**。分为**吸入麻醉**和**静脉麻醉**。

9. 凡两种及以上药物(如麻醉药、镇静药、镇痛药及肌松药合用)或麻醉方法复合使用的麻醉称为**复合麻醉**。

【难点解析】

硬脊膜外隙阻滞麻醉:简称硬膜外麻醉。将局麻药注入硬脊膜外隙,阻滞部分脊神经的传导功能,使其所支配区域的感觉和(或)运动功能消失的麻醉方法。由于受抑制的脊神经较腰麻少,因此生理干扰程度较轻。同时由于安全注射的部位并不局限于L_2以下,故临床应用范围较广,常用于横膈以下的各种腹部、腰部和下肢手术。如果一次性注药,势必用药量大,可控性小,因此常经导引针留置塑料导管,分次注药,实施连续性硬脊膜外隙阻滞麻醉。**硬脊膜外隙紧靠蛛网膜下隙,如果误将局麻药注入蛛网膜下隙,会导致一种严重的并发症——全脊髓麻醉**,病人循环和呼吸功能将相继发生严重障碍,甚至危及生命。

第二节　麻醉前护理

【知识清单】

1. 改善呼吸功能,吸烟者应劝其**停止吸烟至少2周**。

2. 胃肠道准备,成人麻醉前应常规**禁食8~12小时**,**禁饮4小时**,保证胃排空,避免术中、术后呕吐物误吸导致窒息和吸入性肺炎。

3. 局麻药过敏试验,**普鲁卡因、丁卡因使用前需作皮肤过敏试验**,皮试阳性或有过敏史者,宜改用其他药物或其他麻醉方法。

4. 麻醉前用药目的　**镇静和催眠、镇痛、抑制腺体分泌、抑制不良反射**。

5. 镇静安定药　具有安定镇静、催眠、抗焦虑及抗惊厥作用。常用药物有:①地西泮,成人剂量为5~10mg,肌内注射;②咪达唑仑,成人剂量为0.04~0.08mg/kg,肌内注射。

6. 催眠药　具有镇静、催眠、抗焦虑作用。常用苯巴比妥,成人剂量为0.1~0.2g,肌内注射。

7. 镇痛药　具有镇静及镇痛作用。常用药物有:①吗啡,成人剂量为0.1mg/kg,肌内注射;②哌替啶,成人剂量为1mg/kg,肌内注射。

8. 抗胆碱药　**具有抑制腺体分泌**,解除平滑肌痉挛及迷走神经兴奋作用。常用药物有:①**阿托品**,成人剂量为0.01~0.02mg/kg,肌内注射;②东莨菪碱,成人剂量为0.2~0.6mg,肌内注射。

【难点解析】

麻醉前用药目的:

(1)镇静和催眠:消除病人紧张、焦虑及恐惧心理,使其情绪稳定,配合麻醉。

(2)镇痛:缓解或消除麻醉操作可能引起的疼痛和不适,增强麻醉效果。

(3)抑制腺体分泌:减少呼吸道腺体和唾液腺的分泌,维持呼吸道通畅。

(4)抑制不良反射:消除因手术或麻醉引起的不良反射,维持血流动力学的稳定,如牵拉内脏引起的迷走神经反射。

第三节　麻醉后的监测与护理

【知识清单】

1. 局麻药**过敏反应**　常见于酯类局麻药。可出现荨麻疹、喉头水肿、支气管痉挛、低血压等,严重者可危及生命。

2. 局麻药**中毒反应**　局麻药吸收入血,当血药浓度达到一定阈值时即可出现全身毒性反应。以兴奋型症状较多见,主要见于普鲁卡因中毒。主要原因有:①药液浓度过高、用量过大,超过病人耐受力;②误将药液注入血管;③局部组织血运丰富,局麻药吸收过快;④病人体质差,肝肾功能不良,对局麻药耐受力降低;⑤药物间相互影响导致毒性增高。

3. 椎管内麻醉并发症有循环功能异常、呼吸功能异常、消化功能异常、泌尿功能异常、头痛。

4. 全身麻醉的并发症有呼吸道梗阻、呼吸抑制、肺炎及肺不张、血压下降、心律失常、苏醒延迟或不醒。

5. 全麻和椎管内麻醉病人,一般术后平卧6小时,其中全麻未清醒病人,取平卧位,头偏向一侧;腰麻病人去枕平卧6~8小时,防止腰麻后头痛。

6. 全麻、椎管内麻醉者术后早期禁食、禁饮;6小时后,根据病情恢复情况可以考虑饮食。

7. 全麻、大手术及年老体弱者术后**常规予低流量吸氧**,待病人全身情况稳定可考虑停止吸氧。

8. **尿量是循环监测的最简便方法**,麻醉后应保持每小时尿量在30ml以上。

9. 麻醉前使用苯巴比妥钠、地西泮、抗组胺药物,可预防或减轻毒性反应。

10. 正确掌握局麻药的剂量及浓度,总量限制,**普鲁卡因一次不超过1g,利多卡因一次不超过0.4g,丁卡因一次不超过0.1g。**

【难点解析】

局麻药中毒的防治:

(1)急救处理:毒性反应一旦出现,应立即停用局麻药、积极对症处理,维持生命体征平稳。保持呼吸道通畅、吸氧;遵医嘱轻者肌内注射苯巴比妥钠或地西泮(安定),以预防和控制抽搐的发生;有抽搐或惊厥时应立即静脉注射硫喷妥钠;反复惊厥者静脉注射琥珀胆碱并行机械人工呼吸;低血压者,静脉输液扩容的同时加适当血管收缩剂(如麻黄碱、间羟胺)以维持循环功能;心率慢者,缓慢静脉注射阿托品;如发生心跳呼吸停止,应立即进行心肺复苏。

(2)预防毒性反应:护士配合医生做好预防工作是十分重要的。其主要措施有:①麻醉前使用苯巴比妥钠、地西泮、抗组胺药物,可预防或减轻毒性反应;②正确掌握局麻药的剂量及浓度,总量限制,普鲁卡因一次不超过1g,利多卡因一次不超过0.4g,丁卡因一次不超过0.1g;③注药前应先回抽,以防注入血管;④局麻药中加入适量肾上腺素,可减慢局麻药的吸收、延长麻醉时间;但指(趾)、阴茎等接受末梢动脉供血的部位局麻时忌用,避免缺血坏死;高血压、心脏病、老年病人也不宜使用。

【护考训练】

1. 硬脊膜外隙阻滞麻醉最严重的并发症是
  A. 血压下降　　　B. 血管扩张　　　C. 尿潴留　　　D. 全脊髓麻醉　　　E. 呼吸变慢

2. 全脊髓麻醉的主要危险是
  A. 低血压　　　　　　B. 剧烈头痛　　　　　　C. 麻醉作用持久
  D. 呼吸心搏骤停　　　E. 损伤脊髓导致截瘫

3. 腰麻一般选择的穿刺部位是
  A. 胸9~10椎间隙　　　B. 胸8~9椎间隙　　　C. 胸6~7椎间隙
  D. 腰3~4椎间隙　　　　E. 腰1~2椎间隙

4. 硫喷妥钠可以用于
  A. 分离麻醉　　　　　B. 吸入麻醉　　　　　C. 椎管内麻醉
  D. 静脉快速诱导　　　E. 局部浸润麻醉

5. 麻醉前禁食、禁饮最主要的目的是
  A. 便于术中操作　　　B. 防止术后便秘　　　C. 防止术后腹胀

D. 防止术后尿潴留　　　　E. 预防术中呕吐误吸

6. 有减少呼吸道分泌作用的麻醉前用药是

　　A. 阿托品　　　B. 苯巴比妥钠　　C. 地西泮　　　　D. 哌替啶　　　　E. 氯丙嗪

7. 椎管内麻醉术前用阿托品的目的是

　　A. 减少胃肠道内腺体分泌　　　　　B. 减轻内脏牵拉痛

　　C. 减弱迷走神经反射　　　　　　　D. 镇静

　　E. 预防呕吐

8. 为了预防腰麻后头痛,应采取的措施是

　　A. 保持环境安静　　　　B. 减少术中输液量　　　C. 术后垫枕平卧4小时

　　D. 术后去枕平卧6~8小时　　E. 做好麻醉前心理准备

9. 全身麻醉病人清醒前,下列护理措施中最重要的是

　　A. 每15分钟测生命体征一次　　　B. 去枕平卧,头偏向一侧

　　C. 保持输液通畅　　　　　　　　　D. 注意观察伤口渗血情况

　　E. 防止意外损伤

10. 普鲁卡因一次用量**不应**超过

　　A. 0.1g　　　B. 0.4g　　　C. 0.8g　　　D. 1.0g　　　E. 1.5g

11. 全麻非消化道手术病人进食时间为

　　A. 术后6小时　　　　B. 术后8小时　　　　C. 术后12小时

　　D. 术后24小时　　　E. 术后4小时

12. 病人腰麻注药后,先感胸闷,继而心慌、烦躁、恶心呕吐,血压下降,随后呼吸困难,首先考虑为

　　A. 中毒反应　　　　B. 过敏反应　　　C. 注射药物过快

　　D. 药量过大　　　　E. 麻醉平面过高

13. 李女士,32岁。因盆腔脓肿需行手术,其麻醉方式应采取

　　A. 全身麻醉　　　　B. 椎管内麻醉　　　C. 局部浸润麻醉

　　D. 神经阻滞麻醉　　E. 区域阻滞麻醉

14. 张先生,25岁。外伤导致示指受伤,自行处理,两天后感手指疼痛,紧迫感,到医院就诊,拟诊为脓性指头炎,进行手术治疗,应选用的麻醉方法是

　　A. 局部浸润麻醉　　　B. 全身麻醉　　　　C. 神经干(丛)阻滞

　　D. 硬膜外麻醉　　　　E. 区域阻滞麻醉

15. 王先生,62岁。因左肺癌需行左肺切除手术,其麻醉方式应采取

　　A. 硬膜外麻醉　　　　　　　　　　B. 基础麻醉加局部麻醉

　　C. 静脉给药的全身麻醉　　　　　　D. 特制面罩给药的吸入性全身麻醉

　　E. 气管内插管给药的吸入性全身麻醉

16. 李先生,63岁。因胆囊炎并发胆结石在全麻下接受腹腔镜胆囊切除术,为预防病人术后出现肺不张,下列措施中有效的是

　　A. 术前戒烟2~3周　　B. 术前口服阿司匹林　　C. 术后加压给氧

　　D. 术后放入口咽导管　　E. 术后取头低脚高位,头偏向一侧

17. 李女士,45岁。甲亢病人,术前禁用

　　A. 地西泮　　　　　　B. 碘化钾　　　　　C. 阿托品

D. 异丙嗪　　　　　　E. 苯巴比妥钠

18. 张先生,30岁。因混合痔行痔切除术,选择的麻醉方法是
    A. 局部麻醉　　　　　B. 静脉麻醉　　　　　C. 气管内麻醉
    D. 基础麻醉　　　　　E. 蛛网膜下腔阻滞麻醉

19. 王先生,55岁。全麻术后未清醒,突然出现鼾声,原因可能是
    A. 呼吸道被痰堵塞　　B. 舌后坠　　　　　　C. 喉痉挛
    D. 即将醒来　　　　　E. 喉头水肿

20. 张先生,28岁。腰麻下行阑尾切除术,术后1天出现头痛。疼痛位于枕部和头顶部,坐起时加重,该病人的治疗原则是
    A. 卧床休息＋补液　　　　　　B. 卧床休息＋肾上腺素
    C. 卧床休息＋吸氧　　　　　　D. 吸氧＋补液
    E. 适用镇痛药

21. 李女士,45岁。腰麻术后4小时,烦躁不安,测血压、脉搏、呼吸均正常。查体见下腹部膨隆,叩诊浊音。首先考虑
    A. 肠梗阻　　B. 急性胃扩张　　C. 腹腔内出血　　D. 急性腹膜炎　　E. 尿潴留

22. 何女士,34岁。局麻下行阑尾切除术,术中用1%普鲁卡因溶液150毫升后出现嗜睡、心律失常、血压下降,首先应考虑为
    A. 过敏反应　　　　　B. 癔症发作　　　　　C. 兴奋性中毒反应
    D. 抑制性中毒反应　　E. 中毒性休克

23. 王女士,56岁。用普鲁卡因行局部浸润麻醉后,出现不安、呼吸和心率增快、血压升高等局麻药毒性反应,为了预防此种情况,正确的措施是
    A. 药物直接注入血管　　　　　　B. 一次性给足量麻醉药
    C. 普鲁卡因中加少量肾上腺素　　D. 发生毒性反应时应减少用药量
    E. 虚弱病人对药物反应较弱,应增加药量

24. 张女士,30岁。全麻下行开颅手术,术后已清醒,应采取的卧位是
    A. 半卧位　　　　　　B. 平卧位　　　　　　C. 头高斜坡卧位
    D. 平卧头转向一侧　　E. 侧卧位

(25~28题共用题干)
    李女士,25岁。近1年来情绪急躁,月经不调,多食但消瘦,脉率>100次/分,甲状腺Ⅱ度肿大。入院准备行甲状腺大部分切除手术。

25. 对该病人应首选的麻醉方式是
    A. 全身麻醉　　　　　B. 硬膜外麻醉　　　　C. 区域阻滞麻醉
    D. 颈丛神经阻滞　　　E. 臂丛神经阻滞

26. 该病人术前禁食禁饮的时间是
    A. 禁食6小时,禁水4小时　　　　B. 禁食8小时,禁水4小时
    C. 禁食8小时,禁水8小时　　　　D. 禁食12小时,禁水4小时
    E. 禁食12小时,禁水8小时

27. 该病人麻醉前不能使用的药物是
    A. 地西泮(安定)　　　B. 阿托品　　　　　　C. 哌替啶
    D. 氟哌利多(氟哌啶)　E. 苯巴比妥钠

28. 因为该药物的作用之一是
    A. 中枢性肌松
    B. 抗焦虑,抗惊厥
    C. 抗局麻药毒副反应
    D. 提高痛阈,减少麻醉药用量
    E. 抑制腺体分泌和迷走神经兴奋

(29~31题共用题干)

宋女士,45岁。因绞窄性肠梗阻全麻下行急诊手术,发病前曾饱食。

29. 该病人麻醉后完全清醒的标志是
    A. 眼球活动
    B. 呼吸加快
    C. 呻吟、转动
    D. 睫毛反射恢复
    E. 能正确回答问题

30. 该病人麻醉结束后可返回病房的条件中,描述正确的是
    A. 意识模糊
    B. 未拔出气管内插管
    C. 呼吸道内分泌物较多
    D. 能根据指令进行深呼吸、咳嗽
    E. 心电图显示有心律失常表现

31. 病人可能发生的最严重的循环系统并发症是
    A. 高血压
    B. 低血压
    C. 心搏停止
    D. 心房纤颤
    E. 室性心律失常

(徐小晴)

第六章　围术期护理

第一节　手术前病人的护理

【知识清单】

1. **围术期**是指从确定手术治疗时起,至与这次手术有关的治疗基本结束为止的一段时间。包括**手术前期**(从病人确定手术到将病人送至手术台)、**手术期**(从病人送至手术台到病人手术结束后被送入复苏室或外科病房)、**手术后期**(从病人送入复苏室或外科病房至病人出院或继续随访)三个阶段。

2. **手术分类**　按照手术的期限性可分为:①**急症手术**:病情危急,需要在最短时间内进行必要的准备后迅速实施手术,以抢救病人生命;②**限期手术**:对手术时间的选择有一定的限度,不宜过久以免延误手术时机;③**择期手术**:对手术时间的选择没有期限的限制,可在充分的术前准备后进行手术,不影响治疗效果。

3. **焦虑/恐惧**是手术前病人常见的首优护理诊断/问题。

4. 手术前护理的重点在于**做好病人身心两方面的准备,给予有关手术的健康教育,以便病人更安全地耐受手术**。

5. **呼吸道准备**　①戒烟2周;②胸部手术者,训练腹式呼吸;腹部手术者,训练胸式呼吸;③指导**深呼吸及有效咳嗽排痰练习**。

6. **胃肠道准备**　①择期手术:手术前**禁食8~12小时,禁饮4小时**。②腹部手术:术前1日**晚行灌肠**或口服导泻剂,排空肠腔内粪便。③消化道手术:**术前放置胃管**。幽门梗阻病人术前3日每晚以温盐水洗胃。④直肠、结肠手术:手术前2日晚用0.5%~1%肥皂水灌肠一次,术前晚及手术日晨行清洁灌肠。

7. 术前备皮范围包括切口周围至少15cm的区域,重点是充分清洁手术野皮肤和剃(剪)除毛发。

【难点解析】

特殊部位的皮肤准备:①颅脑手术:术前3日剪短发,每日洗头(急症除外),术前2小时剃尽头发,并清洁头皮;②口腔手术:入院后保持口腔清洁,手术前用复方硼酸溶液漱口;③骨、关节、肌腱手术:应于术前3日即开始皮肤准备,最好使用含氯己定的沐浴液进行沐浴,术晨备皮更换清洁衣裤;④颜面手术:尽量保留眉毛,不予剃除;⑤阴囊、阴茎部手术:入院后每日温水浸泡,用皂液或含氯己定沐浴液洗净,于术前1日备皮,范围同会阴部手术。

第二节　手术室护理工作

【知识清单】

1. **手术室区域划分**　①**限制区**(无菌区/洁净区)：包括手术间、洗手间、手术间内走廊、无菌物品间、储药室、麻醉准备室等；②**半限制区**(清洁区/准洁净区)：包括通向限制区的走廊、物品准备室、麻醉恢复室、洗涤室、石膏室等；③**非限制区**(污染区/非洁净区)：包括接收病人区、办公室、会议室、标本室、污物室、资料室、电视教学室、值班室、更衣室、医护人员休息室、手术病人家属等候室等。

2. 手术间的数量与手术科室床位之比一般为1∶(20~25)。普通手术间以每间30~40m^{2}为宜；室内温度应恒定在22~25℃，相对湿度为40%~60%。

3. **洁净手术室**　是指采用空气净化技术，使手术室内微生物控制在一定范围、空气洁净度达到一定级别，适合各类手术要求，并提供适宜的温、湿度，创造一个洁净舒适的手术空间环境，**是现代化医院的重要标志**。

4. **手术室空气净化级别**　分为4级：100级(Ⅰ级特别洁净)适用于心脏手术、器官移植、人工关节置换术等无菌要求高的手术。1000级(Ⅱ级标准洁净)适用于骨科、整形外科、普外科的Ⅰ类手术。10 000级(Ⅲ级一般洁净)适用于胸外科、妇产科、泌尿外科、胃肠道手术。100 000级(Ⅳ级准洁净)适用于感染手术、门诊手术、急诊手术。

5. **高压蒸气灭菌法**　是手术物品消毒的主要方法。

6. **手术体位安置的原则**　①尽量保证病人的安全与舒适；②按手术要求充分暴露手术区域；③不影响呼吸及循环功能；④肢体及关节不能悬空，应支托稳妥；⑤妥善固定，避免血管及神经受压、肌肉损伤、压疮等并发症；⑥便于麻醉及监测；⑦重视病人的隐私与尊严，不过分暴露病人的身体。

7. **仰卧位为最常见的体位**，适用于腹部、颜面部、颈部、骨盆及下肢手术等。

8. 手术区铺单时手术巾单应自然下垂，**距手术台面至少30cm**。

9. 肥皂水刷手法要求刷洗从指尖到肘上10cm的手臂区域，指尖向上流水冲净，刷洗3遍，共约10分钟。

10. **外科手消毒注意事项**　①**刷洗原则**：先指后掌、先掌面后背侧，并注意指尖、指蹼、甲缘、甲沟的刷洗。②**冲洗原则**：先手部后前臂再上臂，指尖始终处于最高位，肘部处于最低位，避免水逆流向手部。刷洗时动作规范，用力恰当；洗手刷应灭菌；洗手时应控制水流，以防水溅到洗手服上，若有潮湿，及时更换。

11. 穿无菌手术衣时将手术衣向上轻轻抛起，双手顺势插入袖中，两臂前伸，**不可高举过肩**，也不可向两侧展开；穿好手术衣后，穿衣者双手需保持在**肩以下、腰以上、胸前、视线范围内**。

12. **穿无菌手术衣及戴无菌手套注意事项**　手术衣大小长短合适，要求无污染、潮湿、破损；拿取手术衣时只可触碰手术衣内面；穿戴好手术衣、手套后，双手置胸前，不可将双手置于腋下或上举过肩，下垂过腰，不得离开手术间，不触摸非无菌物品；手术衣如有血液及体液污染应及时更换；已戴手套之手不可触及手套的内面，未戴手套之手不可触及手套的外面；参加手术前，应用无菌生理盐水冲净手套上的滑石粉；协助他人戴手套时，洗手护士应戴好手套，避免触及他人皮肤。

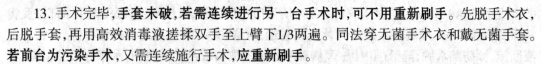

13. 手术完毕,**手套未破**,若需连续进行另一台手术时,可不用重新刷手。先脱手术衣,后脱手套,再用高效消毒液搓揉双手至上臂下1/3两遍。同法穿无菌手术衣和戴无菌手套。**若前台为污染手术**,又需连续施行手术,**应重新刷手**。

14. **洗手护士(器械护士)** 直接参与手术,主动配合手术医师完成手术全过程。主要职责是负责手术过程中器械、物品和敷料的供给。

15. 器械护士和巡回护士**共同**的职责是**清点器械**。

【难点解析】

手术中的无菌原则: ①明确无菌范围: 穿无菌手术衣及戴好无菌手套后,背部、腰部以下和肩部以上都应视为有菌区。无菌桌仅桌缘平面以上为无菌区,凡下坠超过手术台边缘以下的物品一概不可再拾回使用。任何无菌包及容器的边缘均视为有菌。手术过程中手术人员须面向无菌区,并在规定区域内活动。②保持无菌物品的无菌状态: 无菌区内所有物品都必须为无菌,若无菌包破损、潮湿、可疑污染时均应视为有菌。手术中若手套破损或接触到有菌物品,应立即更换。前臂或肘部若污染应立即**更换手术衣或加套无菌袖套**。无菌区的布单若湿透应**加盖或更换干的无菌单**。巡回护士须用无菌持物钳夹取无菌物品,并与无菌区保持一定距离。③**减少空气污染**: 手术时应关闭门窗,减少人员走动,室内空调机风口不能吹向手术台。参观手术人员不宜超过2人/间,不可在室内频繁走动,也不可过于靠近手术者或站得过高。手术过程中勿高声谈笑,避免不必要的谈话,尽量避免咳嗽、打喷嚏,不得已时注意不要面对无菌区。**口罩潮湿应更换**。请他人擦汗时,头应转向一侧。④**保护皮肤切口**: 切开皮肤前先用无菌聚乙烯薄膜覆盖,再经薄膜切开皮肤。切开皮肤和皮下脂肪层后,应以大纱布垫或手术巾遮盖边缘并固定。**凡与皮肤接触的刀片和器械不应再用**。延长切口或缝合前,皮肤再用70%乙醇消毒一次。暂停手术时,切口应用无菌巾覆盖。⑤**正确传递物品及调换位置**: 手术中传递器械及用物时,应由器械台正面方向递给,不可由手术人员背后或头顶方向传递。若手术人员需调换位置,应先退后一步,转过身背对背地转至另一位置。⑥**污染手术的隔离技术**: 在进行胃肠道、呼吸道、宫颈等部位的污染手术中,切开空腔脏器前先用纱布垫保护周围组织,并随时吸净外流的内容物。被污染的器械和物品应放在专放污染器械的盘内,避免与其他器械接触。污染的缝针及持针器应在等渗盐水中刷洗。手术人员应及时更换无菌手套或用无菌溶液冲洗,尽量减少污染的可能。

第三节 手术后病人的护理

【知识清单】

1. 手术后病人的护理重点是密切观察病情变化,防止并发症,帮助病人减少痛苦与不适,给予适当的健康指导,促进病人全面康复。

2. 手术后由于机体对手术创伤的反应,术后病人体温可略升高,但**一般不超过38℃**,临床上称之为**外科手术热或术后吸收热**,不需特殊处理。若术后3~6天后仍持续发热,则提示存在感染或其他不良反应。

3. **体位** ①麻醉未清醒者采取去枕平卧位,头偏向一侧,防止口腔分泌物或呕吐物误吸。②蛛网膜下隙麻醉者应**去枕平卧6~8小时**,以防止脑脊液外漏,避免头痛。③硬膜外麻醉者应平卧4~6小时,以防血压波动。④麻醉反应过后,病人血压平稳,可根据手术部位及病情需要调整体位:颅脑手术后如无休克或昏迷,可取15°~30°头高足低斜坡卧位,以利于血液回流,预防脑水肿,降低颅内压;颈胸部手术后多取高坡半坐卧位,有利于呼吸及引流,增加肺通气量;腹部手术后多取低坡半坐卧位或斜坡卧位,以利于引流,防止发生膈下脓肿,并降低腹壁张力,减轻疼痛;脊柱或臀部手术后可取俯卧或仰卧位。

4. 饮食护理 ①腹部手术:一般在术后禁饮食24~48小时,待肠道功能恢复、肛门排气后开始进食少量流质饮食,逐步递增至全量流质饮食,第5~6日进食半流质饮食,第7~9日可进软食逐步过渡到普食。留置空肠营养管者,可在术后第二日自营养管滴入营养液。开始进食早期应避免食用牛奶、豆类等胀气食物。②非腹部手术:局麻下行小手术的病人术后即可进食。蛛网膜下隙和硬脊膜外隙麻醉者术后3~6小时可根据病情给予适当饮食。全身麻醉者应待病人麻醉清醒、恶心、呕吐消失后可给予流质饮食,以后逐渐给半流质或普食。大手术者可在术后2~3日由流质饮食逐渐过渡到正常饮食。

5. 切口缝线拆除时间依据病人年龄、切口部位、局部血液供应情况决定。一般头、面、颈部4~5日拆线;下腹部及会阴部6~7日拆线;胸部、上腹部、背部、臀部7~9日拆线;四肢10~12日拆线;减张缝线14日。

6. 引流管护理共同原则是妥善固定,保持通畅,密切观察引流液的量、性质、色,保持无菌或清洁,及时拔除。

7. 术后早期活动可增加肺活量,有利于肺的扩张和分泌物的排出,预防肺部并发症;可促进血液循环,利于伤口愈合,预防压疮和下肢静脉血栓形成;可促进胃肠道蠕动,防止腹胀及肠粘连;可促进膀胱功能恢复,防止尿潴留。

8. 术后常有切口疼痛、发热、恶心、呕吐、腹胀、尿潴留、呃逆等不适,注意观察和护理。

9. 术后出血的观察与护理 术后出血可发生在手术切口、空腔脏器及体腔内,常于术后24~48小时内发生。严密观察病人术后生命体征、手术切口及敷料情况、体腔引流情况。切口少量出血时,及时更换敷料、加压包扎、应用止血药物。若为活动性出血,应迅速建立静脉通道,加快输液速度,做好再次手术止血准备。

10. 切口感染的观察与护理 常发生于术后3~5日。表现为切口疼痛加重或减轻后又加重,局部有红、肿、热、疼痛、触痛或波动感,有脓性分泌物。在炎症早期,应勤换敷料、局部理疗、使用有效抗生素等控制感染。若形成脓肿,应拆除部分缝线或放置引流管引流脓液,定期换药。

11. 切口裂开的观察与护理 多见于腹部及肢体邻近关节部位,常发生于术后1周左右。表现为病人在突然增加腹压时,自觉切口剧痛和突然松开,有大量淡红色液体自切口溢出,切口全层裂开,可有肠管和网膜脱出。若发现腹部切口全层裂开时,应立即让病人平卧,用无菌生理盐水纱布覆盖切口,护送病人入手术室重新缝合;术后放置胃肠减压。若有内脏脱出,切忌在床旁还纳内脏,以免造成腹腔内感染。

12. 肺不张及肺部感染的观察与护理 常发生在胸、腹部大手术后。表现为术后早期发热、呼吸和心率加快,继发感染时体温升高明显,血白细胞计数和中性粒细胞比例增高等。给予有效抗生素及祛痰药物治疗。

13. 泌尿系统感染的观察与护理 表现为尿频、尿急、尿痛、排尿困难。鼓励病人多饮水,保持每日尿量在1500ml以上;及时处理尿潴留;选择有效抗生素治疗。

14. 深静脉血栓形成或血栓性静脉炎的观察与护理 多发生于下肢,常发生于长期卧床、活动减少的老年人或肥胖者。主要表现为小腿轻度疼痛和压痛或腹股沟区疼痛、压痛，患肢凹陷性水肿，沿静脉走行有触痛，可扪及条索状变硬的静脉。应抬高、制动患肢，**严禁局部按摩及经患肢输液，以防血栓脱落。**

【护考训练】

1. 手术前病人最常见的护理诊断是
    A. 知识缺乏 　　　　　　　　　B. 焦虑/恐惧
    C. 营养失调: 低于机体需要量 　　D. 潜在并发症
    E. 预感性悲哀

2. 手术前护理一般**不包括**
    A. 术前1~2周戒烟 　　　　　　B. 训练病人做深呼吸运动
    C. 心理护理 　　　　　　　　　D. 健康教育
    E. 应用抗生素预防感染

3. 急症手术前准备**不妥**的是
    A. 禁食 　　　　B. 禁饮 　　　　C. 禁备皮
    D. 禁灌肠 　　　E. 禁用止痛剂

4. 手术前的一般准备中，**不正确**的是
    A. 术前排便练习
    B. 手术区皮肤准备
    C. 术前12小时禁食，但非胃肠道手术可不禁食
    D. 做好血型鉴定和交叉配血试验
    E. 灌肠

5. 巡回护士的职责**不包括**
    A. 检查手术前设备及手术需用物品
    B. 核对病人姓名、床号、施术部位
    C. 术中观察病情变化，执行口头医嘱，配合抢救
    D. 关闭体腔前与手术护士共同清点器械物品
    E. 术毕整理手术台和清洗器械

6. 腹部手术常采用的手术体位是
    A. 半卧位　　B. 平卧位　　C. 侧卧位　　D. 仰卧位　　E. 半侧卧位

7. 清点器械、敷料、缝针等应在
    A. 胸、腹腔及深部手术关闭前　　B. 手术开始前
    C. 手术进行中　　　　　　　　　D. 手术结束后
    E. 手术开始前和胸、腹腔及深部手术关闭前

8. 术后早期离床活动的目的**不包括**
    A. 减少肺部并发症　　B. 减少肠粘连的发生　　C. 促进胃肠功能恢复
    D. 促进排尿功能恢复　　E. 减轻切口疼痛

9. 术后病人内出血，最早的表现是
    A. 血压下降　　　　　B. 面色苍白　　　　C. 胸闷、口渴、脉快
    D. 四肢湿冷、脉细弱　　E. 呼吸急促

10. 手术后病人咳嗽、痰黏稠,不能咳出,主要的护理措施是
    A. 给镇咳药物　　　　B. 鼓励翻身　　　　C. 戒烟
    D. 给抗生素　　　　　E. 超声雾化吸入

11. 术后切口裂开的处理方法不妥的是
    A. 安慰病人　　　　　　　　　B. 立即在病床上将内脏还纳
    C. 立即用灭菌盐水纱布覆盖　　D. 用腹带包扎
    E. 送手术室缝合

12. 张先生,54岁。因患胃癌拟行手术治疗,术前皮肤准备中备皮范围正确的是
    A. 自乳头至耻骨联合平面,两侧到腋后线
    B. 上起肋弓缘,下至耻骨联合
    C. 上起剑突,下至会阴部
    D. 上起剑突,下至大腿上1/3
    E. 自乳头至脐部,两侧到腋后线

13. 实习护士小李向病人林先生及其家属解释做好术前胃肠道准备的目的,不正确的是
    A. 利于肺气体交换　　　　B. 防止麻醉时呕吐误吸
    C. 减轻术后腹胀　　　　　D. 防止术中大便污染手术区
    E. 防止术中呕吐误吸

14. 张女士,32岁。因车祸需行急诊手术,护士小田将担任器械护士配合这台手术,小田行外科手消毒后,手臂应保持的姿势是
    A. 手臂向上高举　　　B. 手臂自然下垂　　　C. 胸前拱手姿势
    D. 手臂向前伸　　　　E. 双手放置背后

15. 王先生手术区域为肾部,巡回护士应为其摆放的手术体位是
    A. 侧卧位　　　　　　B. 平卧位　　　　　　C. 抬高腰桥侧卧位
    D. 折刀位　　　　　　E. 俯卧位

16. 李女士,38岁。胃大部切除术后,精神委靡,眼窝凹陷,唇干舌燥,尿少且比重高。此病人的护理问题是
    A. 营养失调　　B. 体液不足　　C. 排尿异常　　D. 失血　　E. 感染

17. 张先生,20岁。在腰麻下行腹股沟斜疝修补术,引起尿潴留。不正确的处理方法是
    A. 立即在无菌操作下导尿　　　B. 安慰、鼓励病人,增强自行排尿信心
    C. 下腹部热敷、按摩　　　　　D. 变换体位
    E. 采用针灸、电兴奋治疗

18. 何女士,50岁。在蛛网膜下隙麻醉下行阑尾切除术,术后需去枕平卧6~8小时,其目的是
    A. 防止颅内压增高　　B. 防止呕吐　　　　C. 防止脑脊液外流
    D. 防止血压波动　　　E. 防止头痛

(19~20题共用题干)
章女士,51岁。急性阑尾炎,准备急症手术,病人表现恐惧手术,焦虑不安。

19. 应首先考虑给予
    A. 生活护理　　　　　B. 心理护理　　　　　C. 严密观察病情变化
    D. 术前常规护理　　　E. 做好床位准备

20. 术前准备中**不正确**的是

    A. 术前禁食禁饮　　　　　B. 常规备皮　　　　　C. 做药物过敏试验

    D. 肥皂水灌肠　　　　　E. 铺麻醉床

（21~22题共用题干）

实习护士小李将担任器械护士配合手术,术前带教老师强调配合的注意事项。

21. 手术过程中传递用物时要注意**避免**

    A. 弯钳、弯剪类器械应将弯曲部向上

    B. 做到主动迅速、准确无误

    C. 传递时,均以器械柄端轻击手术者伸出的手掌,注意手术刀的刀锋朝上

    D. 弯针应以持针器夹住中后1/3交界处

    E. 传递时应由器械台背面方向递给

22. 术中的无菌操作原则**错误**的是

    A. 手术人员的手臂应肘部内收,靠近身体

    B. 手术床边缘以下的布单不可以接触

    C. 手术人员的手臂可高举过肩,或交叉放于腋下

    D. 凡下坠超过手术床边缘以下的器械、针等物品不可再取回使用

    E. 无菌区的布单若湿透应加盖或更换干的无菌单

（23~24题共用题干）

王先生,32岁。因腹部外伤行肠管吻合术,术后常规禁食、胃肠减压。

23. 王先生一般情况下应禁食

    A. 4~6小时　　　B. 24小时　　　　C. 3~4天　　　　D. 12小时　　　　E. 2~3天

24. 王先生方可进流质饮食的指征是

    A. 腹胀消失　　　　　B. 术后3天以后　　　　　C. 肛门排气后

    D. 切口愈合良好　　　　　E. 无并发症发生

（卢玉彬）

第七章 外科感染病人的护理

第一节 概 述

【知识清单】

1. 外科感染的特点 ①常为多种细菌引起的**混合性感染**；②多数外科感染**与组织损伤、手术有关**；③有明显的局部症状和体征；④常依赖于**手术及换药**处理。

2. 外科感染分类 按致病菌特性分类：①非特异性感染，又称一般性感染或化脓性感染，是感染中**最常见**的类型；②特异性感染，是由**结核分枝杆菌、破伤风梭菌、产气荚膜梭菌**等特异性病菌引起的感染。按病程分类：①急性感染：病程在3周以内的感染；②慢性感染：病程超过2个月的感染；③亚急性感染：病程介于3周与2个月之间的感染。

3. 引起外科感染的致病菌很多，其常见的化脓致病菌特点见表7-1。

表 7-1 常见的化脓致病菌特点

致病菌	致病特点	脓液特点
金黄色葡萄球菌	产生溶血素、杀白细胞素和血浆凝固酶，**引起疖、痈、脓肿、伤口感染、骨髓炎**等	**黄色、稠厚、不臭、感染易局限，可形成转移性脓肿**
化脓性链球菌 A 群	产生溶血素、透明质酸酶、链激酶等**引起淋巴管炎、急性蜂窝织炎、脓毒症**等	**淡红色、稀薄、量大、感染易扩散**
大肠埃希菌	单独致病力弱，常与厌氧菌混合感染，引起阑尾炎等腹腔内感染	**单独感染不臭，混合感染脓液稠厚、灰白色、有恶臭或粪臭**
铜绿假单胞菌	对多数抗生素不敏感，常引起大面积烧伤创面的感染及脓毒症	淡绿色、特殊的甜腥味
脆弱类杆菌	厌氧菌，有产气性，多与需氧菌形成混合感染，是腹腔内感染的主要致病菌之一	恶臭
变形杆菌	对常用抗生素有耐药性，是腹膜炎、尿路感染、烧伤创面感染的主要致病菌之一	特殊的恶臭

第二节 浅部组织细菌性感染病人的护理

【知识清单】

1. **疖**是单个毛囊及其周围组织的急性细菌性化脓性炎症。好发于头面、颈项和背部等毛囊丰富的部位。常见致病菌为金黄色葡萄球菌。多个疖同时发生在身体各处或反复发生，

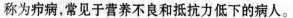

称为**疖病**,常见于营养不良和抵抗力低下的病人。

2. 痈是多个相邻毛囊及其周围组织同时发生急性细菌性化脓性炎症,也可由多个疖融合而成。好发于颈项、背部等皮肤厚韧的部位,常见的致病菌是金黄色葡萄球菌。

3. 脓肿是指化脓性感染发生后,组织或器官内病灶坏死、液化后形成脓液,积聚在体内,有完整的腔壁。常见的致病菌是金黄色葡萄球菌。

4. 急性蜂窝织炎是指发生在皮下、筋膜下、肌间隙或深部蜂窝组织的急性细菌感染的非化脓性炎症。主要致病菌是溶血性链球菌。

5. 丹毒是皮肤网状淋巴管的急性非化脓性炎症。好发于下肢和面部。常见的致病菌是乙型溶血性链球菌。

6. 不同的浅部组织细菌性感染各具特点(表7-2)。

表 7-2　浅部组织细菌性感染的身体状况

感染名称	主要特点
疖	初为红、肿、热、痛的小硬结,逐渐增大为锥形隆起。数日后,结节中央出现黄白色的脓栓,触之稍有波动;继而,大多脓栓可自行脱落、破溃,炎症逐渐消失而愈合。**"危险三角区"的疖被挤压可致颅内化脓性海绵状静脉窦炎**,出现眼部及周围组织红肿,可有寒战、高热、头痛、呕吐及昏迷等症状,严重者危及生命
痈	局部小片皮肤硬肿、热痛,肤色暗红,其中可有**多个脓点**。**唇痈易引起颅内化脓性海绵状静脉窦炎**
脓肿	**浅部脓肿**局部红、肿、热、痛明显,**有波动感**;**深部脓肿**有局部疼痛、压痛及全身症状,**穿刺抽到脓液有助诊断**
急性蜂窝织炎	局部疼痛、红肿,无明显边界,病变中央常缺血坏死。深部感染者多伴全身症状。**口底、颌下急性蜂窝织炎可致喉头水肿、气管受压引起窒息**
丹毒	**局部片状皮肤红疹、稍隆起、色鲜红、中间稍淡、边界清楚、灼痛感**。常有寒战、发热等全身症状。下肢丹毒反复发作可引起淋巴水肿,甚至发展成"象皮肿"
急性淋巴管(结)炎	浅层淋巴管炎,见一条或多条"红线",硬而压痛;深层淋巴管炎无皮肤充血,但患肢肿胀,沿淋巴管有压痛。急性淋巴结炎,淋巴结肿大、有疼痛和触痛

7. 浅部组织细菌性感染的处理原则见表7-3。

表 7-3　浅部组织细菌性感染的处理原则

感染名称	处理原则
疖	早期局部涂碘酊、鱼石脂软膏等,热敷、理疗,**禁忌挤压,尤其是"危险三角区"的疖**;脓肿形成者切开引流;感染严重者应用抗生素
痈	**做"十"或"十十"字切口,以充分引流。唇痈禁忌切开。**全身应用抗生素
脓肿	**一旦确诊,应立即切开引流**
急性蜂窝织炎	早期局部抬高、制动、湿敷、理疗等;脓肿形成者切开引流,但**口底、颌下蜂窝织炎应及早切开,以免发生呼吸困难和窒息**;全身应用抗生素
丹毒	制动、抬高患肢,局部50%硫酸镁湿敷;全身使用抗生素,**丹毒有接触传染性,应注意床旁隔离**
急性淋巴管(结)炎	积极治疗原发病灶,制动、抬高患肢;淋巴结脓肿切开引流,全身应用抗生素

8. 一般护理 ①体位与休息: 指导和协助病人**抬高患肢并制动**, 以减轻局部肿胀和疼痛, 利于炎症消退; ②饮食与营养: 鼓励病人进食**高维生素、高蛋白、高热量、易消化饮食**。**高热及口唇、口底感染者, 进食流质或半流质饮食**; ③丹毒具有接触传染性, 应做好接触隔离防护。

9. 病情观察 ①对于"危险三角区"的疖和唇痈, 需注意观察病人有无寒战、高热、头痛、呕吐及昏迷等**颅内感染征象**; ②对口底、颌下蜂窝织炎病人应严密观察**有无呼吸困难**。

第三节 手部急性化脓性感染病人的护理

【知识清单】

1. 甲沟炎是指甲沟及周围组织的化脓性感染, **常因微小刺伤、倒刺、剪指甲过深等引起**。脓性指头炎是指手指末节掌面的皮下化脓性细菌感染, 多因甲沟炎加重或指尖、手指末节皮肤受伤后引起。**致病菌多为金黄色葡萄球菌**。

2. 甲沟炎表现为一侧甲沟局部红、肿、热、痛, 感染可蔓延至甲根部或对侧甲沟, 形成**半环形脓肿**。感染向深层蔓延可形成指头炎或指甲下脓肿。

3. 脓性指头炎早期表现为指头红、针刺样疼痛、轻度肿胀, 继而肿胀加重、疼痛剧烈。当指动脉受压时, 疼痛转为**搏动性跳痛**。感染进一步加重时, 神经末梢因受压和营养障碍而麻痹, 指头疼痛反而减轻, 皮色由红转白。**若治疗不及时, 常可引起末节指骨缺血性坏死和骨髓炎**。

4. 脓性指头炎初发时, 应悬吊前臂平置患手, **避免下垂以减轻疼痛**。若患指出现疼痛剧烈、肿胀明显, 及时切开减压和引流, 以免发生指骨坏死和骨髓炎。

【难点解析】

手部的组织结构致密, 一旦发生感染, 则因组织内压力升高, 压迫神经末梢而疼痛甚为剧烈。特别是手指末节掌面皮肤与指骨骨膜间有许多纵行的纤维束, 将软组织分成许多密闭的小腔隙, 发生感染时, 手指可无肿胀, 而腔内压力则已极高, 疼痛非常剧烈, 并可迅速压迫末节手指血管, 导致指骨缺血、坏死、骨髓炎。

第四节 全身性外科感染病人的护理

【知识清单】

1. 全身性外科感染包括脓毒症和菌血症。**脓毒症是指因病原菌因素引起的全身性炎症反应, 体温、循环、呼吸、神志有明显改变者。菌血症是脓毒症中的一种, 即血培养检出病原菌者。**

2. 常见的致病菌 包括: ①革兰阴性杆菌: **最常见**, 主要有**大肠埃希菌**; ②革兰阳性球菌: 常见的有**金黄色葡萄球菌**; ③无芽胞厌氧菌; ④真菌。

3. 全身性外科感染的共性表现 ①骤起寒战, 继以高热, 体温可高达40~41℃或低温, 病情重, 发展迅速; ②头痛、头晕、恶心、呕吐、出冷汗、意识淡漠或烦躁、谵妄或昏迷; ③心率加快、脉搏细速、呼吸急促或困难; ④肝、脾肿大, 严重者可出现黄疸和皮下瘀斑等。

4. 脓毒症和菌血症的不同之处 ①菌血症呈稽留热；血细菌培养为阳性；眼结膜、黏膜、皮肤有瘀点；一般不出现转移性脓肿；②脓毒症呈弛张热；第2周开始转移性脓肿可不断出现。

5. 病人寒战、发热时采血进行细菌或真菌培养，较易发现致病菌。同时进行药敏试验。

第五节 特异性外科感染病人的护理

一、破伤风

【知识清单】

1. 破伤风是由**破伤风梭菌**经皮肤或黏膜**伤口**侵入人体，在**缺氧环境**下生长繁殖，产生毒素所引起的一种**急性特异性感染**。常继发于各种创伤后，也可发生于不洁条件下分娩的产妇和新生儿。

2. 破伤风梭菌的主要致病因素为外毒素即**痉挛毒素**和**溶血毒素**。痉挛毒素是引起临床症状的主要毒素，**可使全身横纹肌持续性收缩与阵发性痉挛**、血压升高、心率加快、体温升高、大汗等。溶血毒素则引起局部组织坏死和心肌损害等。

3. 潜伏期通常为7天左右，潜伏期越短者，预后越差。

4. 发作期典型症状是肌紧张性收缩（肌强直、发硬）的基础上，阵发性强烈痉挛。**最早受累的肌群是咀嚼肌**，随后依次为面部表情肌、颈项肌、背腹肌、四肢肌，最后为膈肌。相应的表现为张口困难（**牙关紧闭**），苦笑面容，颈项强直，角弓反张或侧弓反张；膈肌受影响后，**表现为通气困难，甚至呼吸暂停**。声、光、触摸、饮水等轻微刺激均可诱发阵发性痉挛。

5. 病人的主要死因是窒息、心力衰竭、肺部并发症。

6. **预防破伤风的关键在于创伤后早期彻底清创并注射破伤风抗毒素**。清创时，伤口用3%过氧化氢溶液冲洗。

7. **控制和解除痉挛是治疗的重要环节**。

8. 隔离护理 ①住单人隔离病房，专人护理；②保持室内安静，遮光，避免各类干扰，减少探视；③治疗及护理操作尽量集中，可在使用镇静剂30分钟内进行；④严格执行消毒隔离制度，所有器械、敷料专用，使用后予以灭菌处理，**敷料须焚烧**。

9. 用药护理 ①中和游离毒素：遵医嘱使用**破伤风抗毒素**，用药前必须进行皮内药物过敏试验；②控制和解除痉挛：遵医嘱使用镇静、解痉的药物，如苯巴比妥钠、地西泮、冬眠Ⅰ号合剂等；痉挛发作频繁不易控制者，可静脉注射硫喷妥钠，但要警惕发生喉头痉挛和呼吸抑制；新生儿破伤风要慎用镇静解痉药物，可酌情使用洛贝林、尼可刹米等；③抗感染：遵医嘱使用**青霉素**、甲硝唑，可抑制破伤风梭菌。

10. 预防并发症的护理 病人抽搐时，应用牙垫，防止舌咬伤，关节部位放置软垫保护，防止肌腱断裂和骨折。**床旁准备气管切开包，对于药物不易控制的频繁抽搐、无法咳痰或有窒息危险的病人，应尽早进行气管切开，以便改善通气**。

【难点解析】

破伤风梭菌不能侵入正常的皮肤和黏膜，但一切开放性损伤，如火器伤、开放性骨折、烧伤，甚至细小的木刺或锈钉刺伤等，一旦形成了一个适合该菌生长繁殖的缺氧环境，均可能引起破伤风。在缺氧环境中,破伤风梭菌的芽胞发育为增殖体,迅速繁殖并产生大量外毒素,主要是痉挛毒素,导致病人出现一系列临床症状和体征。痉挛毒素吸收至脊髓、脑干等处,与联络神经细胞的突触相结合,抑制突触释放抑制性传递介质。运动神经元因失去中枢抑制而兴奋性增强,致使随意肌(骨骼肌)紧张和痉挛。痉挛毒素还可阻断脊髓对交感神经的抑制,致使交感神经过度兴奋,引起血压升高、心率增快、体温升高等。

二、气性坏疽

【知识清单】

1. **气性坏疽**是由梭状芽胞杆菌引起的急性肌坏死或肌炎,**属厌氧菌感染**。

2. 主要致病菌有**产气荚膜梭菌**、水肿杆菌、腐败杆菌、溶组织杆菌等,常为多种致病菌的**混合感染**。致病菌**侵入人体伤口**,**在缺氧的条件下生长繁殖**,产生多种外毒素和酶,引起组织细胞坏死、渗出、**产生恶性水肿**和**恶臭的硫化氢气体**、氮等,积存于组织间隙,急剧膨胀,迅速蔓延,沿筋膜扩散。

3. 早期患部沉重或疼痛,病情迅速恶化,出现**"胀裂样"**剧痛,一般止痛剂不能缓解疼痛。伤口周围皮肤水肿、紧张、发亮、由苍白变为紫黑,出现大小不等的水疱,**皮下有积气**,**可触及捻发音**。伤口内肌肉坏死,暗红或土灰色,失去弹性,**刀割时不收缩也不出血**。伤口中有大量浆液性或浆液血性**渗出物**,**伴有恶臭味**。

4. 护理时**严格执行隔离制度**。对切开或截肢后敞开的伤口,用3%过氧化氢溶液冲洗、湿敷,及时更换伤口敷料,用过的敷料焚毁,器械特殊处理后高压灭菌。首选大剂量青霉素静脉滴注,以控制感染。对接受高压氧治疗的病人,注意观察氧疗后的伤口变化。

【护考训练】

1. 外科感染的特点**不包括**
   A. 病变以局部炎症为主　　　　　　　B. 多数由单一细菌引起
   C. 多数与创伤有关　　　　　　　　　D. 常需要手术治疗
   E. 可分为非特异性感染和特异性感染

2. 溶血性链球菌感染时,脓液的特点是
   A. 脓液稠厚,黄色、不臭　　　　　　B. 脓液稀薄,淡红色、量多
   C. 脓液稠厚,有粪臭　　　　　　　　D. 脓液淡绿色,有特殊甜腥臭
   E. 脓液稀薄,米汤样

3. 执行床边隔离的软组织化脓性感染是
   A. 疖　　　　　　　B. 痈　　　　　　　C. 丹毒
   D. 急性淋巴管炎　　E. 急性蜂窝织炎

4. 甲沟炎的致病菌是
   A. 铜绿假单胞菌　　B. 溶血性链球菌　　C. 大肠埃希菌
   D. 金黄色葡萄球菌　E. 厌氧菌

5. 确诊菌血症的依据是
   A. 起病急骤、寒战、高热　B. 全身中毒症状　　C. 白细胞计数增加
   D. 血细菌培养阳性　　　　E. 有原发感染病灶

6. 破伤风梭菌致病的特点**不正确**的是
　　A. 芽胞发育为增殖体　　　　　　B. 痉挛毒素主要引起心肌损害
　　C. 广泛存在于自然界中　　　　　D. 在缺氧环境下繁殖
　　E. 产生大量外毒素,引起破伤风

7. 李先生,40岁。背部出现隆起的紫红色浸润区,较硬,中央有多个脓栓,5天后出现皮肤坏死破溃,并伴有寒战、高热。应首先考虑为
　　A. 疖　　　　　　　　B. 痈　　　　　　　　C. 脓肿
　　D. 丹毒　　　　　　　E. 急性蜂窝织炎

8. 张女士,28岁。鼻部疖,经挤压后出现寒战、高热、头痛,眼部周围组织红肿、疼痛等。应考虑并发
　　A. 颅内海绵状静脉窦炎　　B. 急性蜂窝织炎　　C. 全身性感染
　　D. 菌血症　　　　　　　　E. 脓毒症

9. 刘先生,30岁。因颈部蜂窝织炎入院。病情观察中应特别注意的是
　　A. 血压　　　　B. 体温　　　　C. 神志　　　　D. 呼吸　　　　E. 吞咽

10. 刘女士,35岁。不慎被针刺伤左示指,3天来疼痛呈阵发性加重,肿胀,不能入眠。当前首要的处理措施是
　　A. 抬高患肢　　　　　　B. 应用止痛药　　　　C. 应用抗生素
　　D. 切开减压引流　　　　E. 局部热敷

11. 周先生,30岁。劳动时左手中指被刺伤,未经处理。现来院就诊,诊断为脓性指头炎,其典型的临床表现是
　　A. 寒战、发热　　　　　B. 手指发麻　　　　　C. 搏动性跳痛
　　D. 晚期疼痛加剧　　　　E. 晚期指头明显发红、肿胀

12. 王女士,30岁。急性蜂窝织炎伴严重的全身感染,做血培养和药物敏感试验,最佳的采血时间是
　　A. 在早上采血　　　　　B. 在傍晚采血　　　　C. 在寒战、高热时采血
　　D. 在退热后采血　　　　E. 在使用抗生素后采血

13. 杨女士,25岁。因急性坏死型胰腺炎入院,急症手术治疗,置管监测中心静脉压。术后第3天病人体温降至正常后又升高至39.5℃,寒战,无腹痛、腹胀,伤口引流少,中心静脉置管处,有压痛。此时正确的处理措施是
　　A. 全身应用降温药　　　　　　B. 更换穿刺部位敷料
　　C. 拔除导管并将管端送细菌培养　　D. 继续观察病情、待其自愈
　　E. 改用抗生素

14. 黄先生,40岁。足底刺伤出现全身肌肉强直性收缩,阵发性痉挛,诊断破伤风。与控制痉挛**无关**的护理措施是
　　A. 保持病室安静　　　　B. 护理措施集中进行　　　C. 按时使用镇静剂
　　D. 鼻饲流质饮食　　　　E. 避免强光刺激

15. 张女士,30岁。2天前不慎被镰刀割伤手指,伤口较深,为预防破伤风的发生,最有效的处理措施是
　　A. 注射破伤风类毒素　　　　　　B. 注射破伤风抗毒素
　　C. 彻底清创　　　　　　　　　　D. 彻底清创并注射破伤风抗毒素

E. 注射青霉素

16.刘先生,30岁。1周前不慎被铁钉扎伤左足,伤口已愈合。近2天出现肌肉持续性收缩,呈苦笑面容,颈项强直,诊断为破伤风。该病人护理措施中**不正确**的是
    A. 保持病室安静
    B. 所有器械专用
    C. 安排病人住隔离病房
    D. 加强安全防护,防止病人坠床
    E. 病情加重时可行人工冬眠,尽量不进行气管切开

(17~19题共用题干)

王先生,60岁。因"颌下急性蜂窝织炎"入院。病人颈部明显红肿、疼痛,伴严重全身感染症状,自感心慌、气紧、胸闷,口唇发绀。既往有冠心病及慢性支气管炎史,入院后予以补液,抗感染治疗。

17.目前王先生可能发生的情况是
    A. 急性肺水肿　　　　　B. 急性心肌梗死　　　　　C. 急性呼吸衰竭
    D. 窒息　　　　　　　　E. 慢性支气管炎急性发作

18.导致王先生发生该情况的原因是
    A. 输液过多过快　　　　B. 支气管痉挛　　　　　C. 喉头水肿
    D. 心肌缺血　　　　　　E. 支气管炎症水肿

19.预防该情况发生的最重要措施是
    A. 尽早吸氧　　　　　　B. 应用支气管解痉药　　　C. 大剂量应用皮质激素
    D. 舌下含化硝酸甘油　　E. 尽早行局部切开减压

(20~23题共用题干)

李先生,50岁。4天前不慎刺伤中指末节指腹,当时仅有少量出血。昨日病人发现手指明显肿胀、皮肤苍白,自感有搏动性跳痛,尤以夜间为甚,全身不适。

20.目前应考虑李先生发生了
    A. 甲沟炎　　　　　　　B. 甲下脓肿　　　　　　C. 急性化脓性腱鞘炎
    D. 脓性指头炎　　　　　E. 化脓性滑囊炎

21.若治疗不及时,病人易发生
    A. 肌腱坏死　　　　　　B. 指骨坏死　　　　　　C. 慢性甲沟炎
    D. 掌中间隙感染　　　　E. 鱼际间隙感染

22.以下对李先生的护理措施中,**不正确**的是
    A. 抬高患肢　　　　　　　　　　B. 局部制动
    C. 适当按摩手指促进炎症消散　　D. 无菌生理盐水浸润敷料后换药
    E. 换药前应用镇痛药

23.对李先生的健康指导**不包括**
    A. 伤后自行清洗、包扎　　　　　B. 保持手清洁
    C. 预防手损伤　　　　　　　　　D. 伤后及时消毒、清创
    E. 手部感染后及时就诊

(24~25题共用题干)

刘先生,因"急性蜂窝织炎"入院,突然出现寒战、高热,血白细胞18×10^9/L,中性粒细胞

90%,局部肿胀明显,全身皮肤见散在瘀点。

24.考虑刘先生为

    A.面部蜂窝织炎   B.菌血症   C.脓毒症

    D.出血热   E.毒血症

25.对刘先生的处理,**错误**的是

    A.联合抗生素静脉滴注   B.纠正水电解质失衡

    C.纠正代谢性酸中毒   D.等待检查结果再做处理

    E.物理降温

(26~27题共用题干)

罗女士,28岁。3天前手指被树枝刺伤,自行包扎止血,现病人出现全身乏力,头痛,多次发作阵发性全身肌肉强直性痉挛。

26.罗女士的首要护理问题是

    A.焦虑/恐惧   B.尿潴留   C.有受伤的危险

    D.体液不足   E.有窒息的危险

27.治疗期间,病人痉挛发作,面色青紫、发绀,呼吸极度困难,处理的关键是

    A.吸氧   B.气管切开   C.集中护理,减少探视

    D.遵医嘱使用地西泮   E.注射破伤风抗毒素

(彭晓艳)

第八章　损伤病人的护理

第一节　概　　述

【知识清单】

1. 损伤按致伤原因不同分为机械性、物理性、化学性及生物性损伤4类。

2. 伤口修复过程　①炎症反应；②组织增生和肉芽形成；③组织塑形。

3. 影响伤口愈合的因素　①局部因素，**以伤口感染最常见**；②全身性因素，主要有老年、营养不良、大量使用细胞增生抑制剂及合并慢性疾病等。

4. 伤口愈合的类型　①一期愈合：愈合快，仅留线状瘢痕；②二期愈合：愈合时间较长，瘢痕较大。

第二节　创伤病人的护理

【知识清单】

1. 分类　创伤根据伤处皮肤和黏膜是否完整分为：①闭合性创伤：包括挫伤、扭伤、挤压伤、震荡伤（冲击伤）、关节脱位和半脱位、闭合性骨折及闭合性内脏伤。大范围、长时间的挤压伤应警惕**以高钾血症和急性肾衰竭为主要表现的挤压综合征**。②开放性创伤：包括擦伤、刺伤、切割伤、撕裂伤及火器伤。根据伤口是否污染或感染，**开放性创伤的伤口分为清洁伤口**（无菌手术切口）、**污染伤口**（有细菌污染但未构成感染）和感染伤口三种。

2. 软组织开放性损伤应**尽早施行清创术**，其**最佳时机在伤后6~8小时内**，如伤口污染较轻，伤口位于头面部，早期已应用了有效抗生素等，清创缝合的时限可延长至伤后12小时。对关节附近以及有神经、大血管、内脏暴露的伤口，如无明显感染征象，即便时间较长，原则上也应清创并缝合。

3. 经初期治疗的伤口需通过换药促使其尽快愈合。换药时应遵循无菌操作原则，安排换药顺序时，应**先清洁伤口、再污染伤口、后感染伤口；换药过程中始终坚持两把镊子操作法**；一期缝合伤口术后2~3日换药一次，若无感染至拆线时再换药；生长良好的肉芽创面，每日或隔日换药一次；脓性分泌物多，感染严重的伤口，每日换药1次或数次。

4. 创伤的急救护理　①首先处理危及生命的紧急情况；②保持呼吸道通畅；③包扎伤口及止血；④妥善固定骨折；对疑有脊柱骨折的病人，要以平托法或滚动法将其轻放、平卧在硬板上，怀疑颈椎损伤的病人还应佩戴颈托或支具固定头部，防止脊髓损伤；⑤稳妥转运病人。

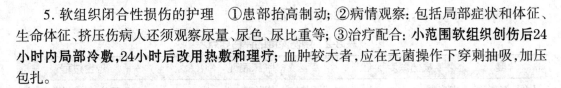

5. 软组织闭合性损伤的护理 ①患部抬高制动; ②病情观察: 包括局部症状和体征、生命体征、挤压伤病人还须观察尿量、尿色、尿比重等; ③治疗配合: **小范围软组织创伤后24小时内局部冷敷,24小时后改用热敷和理疗;** 血肿较大者,应在无菌操作下穿刺抽吸,加压包扎。

【难点解析】

挤压综合征指凡四肢或躯干肌肉丰富的部位受到重物长时间挤压致肌肉组织缺血性坏死,继而引起肌红蛋白血症、肌红蛋白尿、高血钾和急性肾衰竭为特点的全身性改变。当局部压力解除后,出现肢体肿胀、压痛、肢体主动活动或被动牵拉时可引起疼痛、皮温下降、感觉异常、弹性减弱,在24小时内出现茶色尿或血尿等改变时,提示可能发生了挤压综合征。护理时早期患肢禁止抬高、按摩及热敷;协助医生切开减压,清除坏死组织;应用碳酸氢钠及利尿剂,防止肌红蛋白阻塞肾小管;肾衰竭还应做好透析的护理。

第三节 烧伤病人的护理

【知识清单】

1. 烧伤泛指由热力(火焰、热液、蒸汽及高温固体)、电流、化学物质、激光、放射线等所造成的组织损伤。临床**以热力造成的烧伤最多见**。

2. 烧伤面积是指皮肤烧伤区域(不含Ⅰ度烧伤)占全身体表面积的百分数。测算方法有: ①**新九分法**:(表8-1); ②**手掌法**: 以病人自己的1个手掌(五指并拢)面积为1%计算,常用于测定小面积烧伤。

表8-1 烧伤面积新九分法

部位	成人各部位面积(%)	小儿各部位面积(%)
头颈	9×1=9(发部3 面部3 颈部3)	9+(12- 年龄)
双上肢	9×2=18(双手5 双前臂6 双上臂7)	9×2
躯干	9×3=27(腹侧13 背侧13 会阴1)	9×3
双下肢	9×5+1=46(双臀5 双大腿21 双小腿13 双足7)	46-(12- 年龄)

注: ①Ⅰ度烧伤仅伤及表皮,病理反应轻微,痊愈时间快,一般不计入烧伤总面积之中
②该表以成年男性为标准,成年女性双足及双臀各为6%

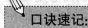

口诀速记:

烧伤面积新九分法

三三三,五六七;十三十三会阴一;臀五大腿二十一,小腿十三双足七。

3. 深度估计 多采用三度四分法(表8-2)。

表8-2 烧伤深度的评估要点

分度	损伤深度	临床表现	愈合过程
Ⅰ度(红斑)	表皮层	红、肿、热、痛、烧灼感、无水疱	3~7日痊愈,脱屑,无瘢痕
浅Ⅱ度(水疱)	真皮浅层	水疱较大,剧痛,创底肿胀潮红	1~2周内愈合,无瘢痕,多有色素沉着
深Ⅱ度(水疱)	真皮深层	水疱较小或无水疱,感觉迟钝,有拔毛痛;创面浅红或红白相间	3~4周可愈合,有瘢痕
Ⅲ度(焦痂)	全层皮肤,可深达皮下组织,肌肉和骨骼	无水疱,蜡白或焦黄,皮革状,甚至炭化,感觉消失,或可见树枝状栓塞血管	3~4周后,焦痂脱落,形成肉芽组织,难愈合,多需植皮

4. 烧伤程度判断见表8-3。

表8-3 烧伤程度判断

程 度	面 积
轻度烧伤	Ⅱ度烧伤面积小于10%
中度烧伤	Ⅱ度烧伤面积11%~30%,或Ⅲ度烧伤面积小于10%
重度烧伤	总面积31%~50%,或Ⅲ度烧伤面积11%~20%,或面积虽未达到上述百分比,但已发生严重并发症
特重烧伤	烧伤总面积大于50%,或Ⅲ度烧伤面积大于20%

大面积烧伤是指成人Ⅱ度烧伤面积>15%,小儿>10%,多需住院治疗。

5. 病程分期 ①休克期:伤后48小时内,大量血浆外渗(伤后6~12小时最快),导致**低血容量性休克**,是烧伤早期的并发症或死亡的主要原因;②感染期:是烧伤病人死亡的主要原因之一;③修复期;④康复期。

6. 现场急救护理 ①迅速消除致伤因素:对火焰伤者应尽快扑灭身上火焰,切忌用手扑火或在火中来回跑动、大声呼叫;被热液烫伤,应立即脱去浸渍的衣服将肢体浸泡于凉水中;若为电击伤,需迅速断离电源;酸、碱等化学物质烧伤,应立即脱去或剪开沾有酸、碱的衣服,以大量清水冲洗;如系生石灰烧伤,应先除去石灰粉粒,再用清水长时间的冲洗;磷烧伤应立即将烧伤部位浸入水中,同时拭去磷颗粒,不可将创面暴露在空气中,创面忌用油质敷料。②抢救生命。③防治休克:口渴者可口服淡盐水,不能单纯大量饮水;中度以上烧伤转送途中须持续输液。④保护创面:包裹创面,避免受压;**创面勿涂任何药物**。⑤尽早转运:已休克者应先抗休克再转运;抬病人上下楼时,头朝下方;汽车转运时,病人应横卧或取头在后、足在前卧位。

7. 伤后第1个24小时补液量(ml)= Ⅱ、Ⅲ度烧伤面积×体重(kg)×1.5ml(儿童1.8ml、婴儿2.0ml)+2000ml(儿童60~80ml/kg、婴儿100ml/kg)。因烧伤丢失的液体由电解质和胶体补充,电解质溶液和胶体的比例一般为2:1,特重度烧伤为1:1,电解质溶液首选平衡盐溶液,胶体液首选血浆;生理需要量为2000ml,一般用5%~10%的葡萄糖液。首个8小时内输入

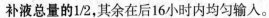

补液总量的1/2,其余在后16小时内均匀输入。

8. 补液观察指标 **最重要的指标为尿量**,成人应维持在30~50ml/h,小儿20ml/h,**有血红蛋白尿时维持在50ml/小时以上**。血容量基本恢复的指标还有:收缩压在90mmHg以上;成人心率120次/分以下,儿童在140次/分以下;病人安静,肢体温暖,中心静脉压正常。

9. **正确处理创面** 是治愈烧伤的关键。对四肢浅Ⅱ度烧伤、病室条件较差或门诊处理的小面积烧伤,采用包扎疗法;Ⅲ度烧伤、特殊部位烧伤(头面颈部、会阴部)、特殊感染创面(铜绿假单胞菌、真菌)及大面积创面多采用暴露疗法。暴露疗法的病房要求**室温保持在30~32℃,相对湿度以40%左右为宜**。

10. **吸入性烧伤** 又称呼吸道烧伤,病人口鼻有黑色分泌物,出现呼吸道刺激症状,咳炭末样痰,声音嘶哑,呼吸困难,肺部啰音等表现,**易发生窒息或肺部感染**。病人床旁应备急救物品,如气管切开包、吸痰器、气管镜等,并密切观察。

11. 烧伤创面愈合后一段时间内,应**避免使用刺激性大的肥皂和接触过热的水,不能搔抓初愈的皮肤**,1年内烧伤部位**避免太阳暴晒**。

【难点解析】

皮肤由表皮、真皮和皮下组织构成。表皮属于复层鳞状上皮组织,其内无血管分布,但有自愈功能,由外向内依次为角质层、透明层、颗粒层、棘层和基底层(生发层)。真皮属不规则的致密结缔组织,分为乳头层和网状层两层,其内有血管、淋巴管、神经和皮肤附属器。皮肤附属器包括毛囊、汗腺、皮脂腺和指(趾)甲。皮下组织由疏松结缔组织和脂肪小叶构成,其浅层与真皮连接(无明显分界),深层与肌膜连接。

第四节 冻伤病人的护理

【知识清单】

1. **冻伤** 分为:①非冻结性冻伤,由10℃以下至冰点以上的低温、潮湿所致,如冻疮。②冻结性冻伤,由冰点以下的低温所造成。

2. **冻疮** 多发生于身体末梢部位。局部红肿、发痒,病情较重时可发生水疱,并发感染后形成溃疡。

3. **全身冻伤** 初起寒战、四肢发凉、皮肤苍白或发绀,当体温由表及里渐降时,逐渐出现感觉迟钝、肢体僵硬、意识模糊,甚至昏迷,呼吸循环衰竭。

4. **急救和复温** 迅速使病人脱离低温环境,用40~42℃**恒温温水浸泡**伤肢或全身,时间一般为20~30分钟,**切忌火烤、雪搓**或拍打。全身性冻僵浸泡复温至肛温32℃左右即可停止。

第五节 咬伤病人的护理

一、犬咬伤

【知识清单】

1. 狂犬病一般在犬咬伤后10天到数月发病,**平均30~60天**。咬伤越深,越靠近头面部,其潜伏期越短、发病率越高。

2. 犬咬伤致深大的伤口应立即行清创术,以**等渗盐水及3%过氧化氢溶液反复冲洗伤口**,开放引流,**不做缝合**;伤口周围用狂犬病免疫球蛋白(20U/kg)做浸润注射。

3. 咬伤后及早采用狂犬病疫苗进行主动免疫,并常规使用破伤风抗毒素和抗生素。

二、毒蛇咬伤

【知识清单】

1. **毒蛇**的头多呈三角形,色彩斑纹明显,**咬伤处有一对大而深的牙痕**。毒蛇咬人时,**毒液经毒牙注入组织,引起局部和全身中毒症状**。无毒蛇头部呈椭圆形,色彩不明显,牙痕小且呈锯齿状。

2. 临床表现　神经毒素类毒蛇咬伤后1~6小时病人出现头晕、无力等神经症状,最后呼吸、循环衰竭;伤口局部肿胀较轻,疼痛不明显。血液毒素类毒蛇咬伤后有**全身出血现象**,严重者因休克、心力衰竭、急性肾衰竭而死亡;伤口局部剧烈肿痛,并迅速向近心端扩散,**伤口内有血性液体不断渗出**。

3. 急救处理　①镇静:病人切勿惊慌奔跑;②立即在伤口近心端5~10cm处用止血带或布带等环形缚扎,每30分钟松解1次,每次1~2分钟;③用**大量冷水**、肥皂水冲洗伤口,再用3%过氧化氢或1:5000高锰酸钾溶液反复冲洗后挑开牙痕,排出蛇毒。患肢下垂,并用手自上而下挤压或局部负压抽吸。血液毒素毒蛇咬伤禁忌切开,以防出血不止。

4. 伤口护理　以胰蛋白酶(分解蛇毒)2000~6000U加入0.05%普鲁卡因10~20ml封闭伤口外周或近侧,经急救处理后的伤口可用高渗盐水或1:5000高锰酸钾溶液湿敷。

5. 健康指导　野外活动时,尽量穿高帮鞋及戴手套,将裤口、袖口扎紧。一旦被蛇咬伤,**伤肢制动,置于低位**,立即绑扎伤口近心端肢体,**迅速排毒**,局部冷敷,迅速送往医院。

【护考训练】

1. 损伤的炎症期在伤后
　　A. 1~2天　　　B. 3~5天　　　C. 10天左右　　D. 14天左右　　E. 6~7天

2. 下列**不属于**机械性损伤的是
　　A. 钉子刺伤　B. 挤压伤　　　C. 刀片割伤　　D. 马蜂蜇伤　　E. 关节扭伤

3. 影响伤口愈合的局部因素**不包括**
　　A. 伤口感染　　　　　B. 局部受压　　　　C. 老年
　　D. 制动不良　　　　　E. 伤口有异物

4. 抢救伤员时应当首先处理
　　A. 休克　　　B. 止血　　　　C. 窒息　　　　D. 骨折　　　　E. 颅脑损伤

5. 必须密切观察尿量和尿色,以防发生急性肾衰的损伤病人是
　　A. 挤压伤　　B. 切割伤　　　C. 剥脱伤　　　D. 裂伤　　　　E. 火器伤

6. 为防止交叉感染,应首先换药的伤口是
　　A. 腹股沟斜疝修补后拆线　　　　B. 急性阑尾炎术后拆线
　　C. 急性乳房炎切开引流换药　　　D. 小腿慢性溃疡
　　E. 溃疡病急性穿孔切口感染换药

7. 烧伤休克期补液时,判断血容量是否补足的简便、可靠指标是

    A. 脉搏   B. 尿量   C. 血压

    D. 呼吸   E. 中心静脉压

8. 烧伤致低血容量性休克常发生在伤后

    A. 8小时内   B. 12小时内   C. 24小时内   D. 48小时内   E. 72小时内

9. 大面积烧伤病人的护理诊断"体液不足",其最主要的相关因素是

    A. 创面脓毒症   B. 创面渗出   C. 疼痛

    D. 饮水不足   E. 高热

10. 应立即改为暴露疗法的情况是烧伤创面出现

    A. 敷料被渗液湿透   B. 敷料渗液呈绿色   C. 有脓性渗出物

    D. 体温升高   E. 伤口疼痛

11. 冻疮的好发部位**不包括**

    A. 臀部   B. 鼻尖   C. 耳廓   D. 手指   E. 脚趾

12. 关于冻伤**错误**的说法是

    A. 冰点以上的环境不会冻伤

    B. 冻疮在长江流域比北方更多见

    C. 冻伤发生后切忌火烤、雪搓

    D. 严重冻伤的病人输入的液体应加温至37℃

    E. 冻伤病人复温可用40~42℃恒温水浸泡

13. 预防狂犬病的主动免疫应注射

    A. 狂犬病疫苗   B. 破伤风抗毒素   C. 抗狂犬病血清

    D. 狂犬病免疫球蛋白   E. 抗生素

14. 毒蛇咬伤,伤处皮肤出现

    A. 两排对称细小齿痕   B. 不留齿痕   C. 一对大而深的齿痕

    D. 引起硬结   E. 局部红肿热痛

15. 一病人足外伤后13小时,伤口感染,处理时应

    A. 清创后一期缝合   B. 只清创不缝合   C. 伤口湿敷

    D. 单纯清洗伤口   E. 每天换药

16. 刘先生,49岁。因车祸致伤,有骨折和多处开放性损伤,首要措施是

    A. 清创术   B. 包扎固定   C. 对活动性出血止血

    D. 大量抗生素   E. 注射TAT

17. 小李,13岁。手臂不慎被同学用裁纸刀划伤,清创缝合后第3天换药时发现针眼发红,无其他异常,最可能的是

    A. 伤口感染   B. 缝线污染   C. 异物残留

    D. 缝线反应   E. 病人抓挠所致

18. 一外伤病人,创面脓液稠厚,坏死组织多,湿敷宜选用

    A. 0.9%氯化钠溶液   B. 0.1%依沙吖啶溶液   C. 优琐溶液

    D. 碘伏溶液   E. 3%过氧化氢溶液

19. 周女士,术后第3天换药,护士操作**错误**的是

    A. 外层敷料可用手揭去   B. 采用双手执镊法

　　C. 内层敷料用镊子揭去　　　　　　D. 两把镊子可以相互更换

　　E. 根据伤口情况选用湿敷药物

20. 张先生,45岁,有肝硬化病史。其外伤创面肉芽水肿,换药时创面应选用的药物是

　　A. 0.1%依沙吖啶溶液　　B. 3%高渗盐水溶液　　C. 碘伏溶液

　　D. 凡士林油纱布　　　　　E. 优锁溶液

21. 赵先生,30岁。双下肢大面积烧伤入院,急救时病人诉口渴,护士应给予

　　A. 热开水　　B. 糖水　　　　C. 淡盐水　　D. 纯净水　　E. 凉茶水

22. 王先生,20岁。发际、颜面部及右上肢烧伤,局部大水疱,疱壁薄,剧痛,其烧伤面积和深度为

　　A. 9%,浅Ⅱ度　　　　　B. 10%,深Ⅱ度　　　　C. 12%,Ⅲ度

　　D. 15%,浅Ⅱ度　　　　E. 20%,深Ⅱ度

23. 2岁幼儿,头面颈部烧伤。其烧伤面积为

　　A. 10%　　　B. 15%　　　　C. 18%　　　D. 19%　　　E. 20%

24. 赵女士,45岁。烧伤面积80%,24小时内该病人主要的护理措施是

　　A. 镇静止痛　　　　　B. 心理护理　　　　　C. 预防感染

　　D. 保持呼吸道通畅　　E. 保证液体输入

25. 胡女士,28岁。被浓硫酸烧伤颜面部,最佳的紧急处理措施是

　　A. 立即报警　　　　　　　　B. 立即冰敷伤处

　　C. 立即用碱性液体冲洗伤处　　D. 立即前往医院就诊

　　E. 立即取大量清水冲洗伤处

26. 冯女士,43岁。体重50kg,烧伤面积80%,第一个24小时补液总量为

　　A. 4000ml　　B. 5000ml　　C. 6000ml　　D. 7000ml　　E. 8000ml

27. 周先生,38岁。大面积烧伤后5小时入院,心率126次/分,血压70/50mmHg,尿少。发生上述表现最可能的原因是

　　A. 大量红细胞丧失造成肺换气障碍

　　B. 大量水分蒸发造成脱水

　　C. 疼痛导致的生理反应

　　D. 大量血浆从血管内渗出引起低血容量休克

　　E. 创面细菌感染造成感染性休克

28. 魏女士,28岁。烧伤面积达60%,准备转上级医院进一步处理。当地医院作医疗处理时应首先

　　A. 清创后包扎创面以便转送　　　　　　B. 准备饮料路上饮用

　　C. 联系运输工具,尽快转院　　　　　　D. 开放静脉通路,准备输液

　　E. 给予镇静、止痛药

29. 马女士,45岁。双脚冻伤,复温后检查发现:局部红肿明显,且有水疱形成,自觉疼痛。其冻伤程度应是

　　A. Ⅰ度冻伤　　B. Ⅱ度冻伤　　C. Ⅲ度冻伤　　D. Ⅳ度冻伤　　E. 深部冻伤

30. 幼儿小罗,3岁。与小狗玩耍后,家长到医院咨询是否可能感染狂犬病。评估狂犬病病毒侵入机体途径**错误**的是

　　A. 伤口　　　　　B. 抓伤　　　　　　C. 舔伤的黏膜

D.舔伤的皮肤　　　　　E.完整的皮肤黏膜

31.王先生,46岁。上山砍柴时,不慎被蛇咬伤,下列处理**错误**的是

A.快速奔跑回家,取蛇药使用　　　B.就地取材,绑扎伤口近心端

C.用嘴吸出伤口内的毒液　　　　D.伤肢下垂

E.用手在咬痕以上自上而下挤压

（32~33题共用题干）

田同学,男,15岁。地震中右下肢被倒塌物压住,震后8小时救出。诉口渴,尿少,呈茶褐色。检查:脉搏122次/分,血压95/70mmHg,右下肢明显肿胀,皮肤有散在瘀斑及水疱,足背动脉搏动较健侧弱,趾端凉,无骨折征象。

32.你考虑田同学有

A.右下肢挫伤　　　　　B.右下肢挤压伤　　　　　C.右下肢血栓形成

D.右下肢骨折　　　　　E.创伤性休克

33.以下处理措施中**错误**的是

A.患肢切开减压　　　　B.清除坏死组织　　　　　C.热敷、按摩患肢

D.应用利尿剂　　　　　E.必要时行透析治疗

（34~36题共用题干）

孙先生,25岁。工厂火灾导致头面部及双手烧伤,入院时发现病人声音嘶哑、喘鸣、面部肿胀,鼻毛有烧焦痕迹。

34.孙先生可能发生了

A.脑损伤　　　　　　　B.吸入性损伤　　　　　　C.脑水肿

D.休克　　　　　　　　E.中毒

35.孙先生目前最主要的危险是

A.创面感染　　B.疼痛　　　　C.窒息　　　　D.DIC　　　　E.休克

36.首要的护理措施是

A.镇静止痛　　　　　　B.补液　　　　　　　　　C.预防感染

D.营养支持　　　　　　E.保持呼吸道通畅

（王　宁）

第九章 肿瘤病人的护理

【知识清单】

1. 良性肿瘤呈**膨胀性生长**,不发生转移,一般称为"瘤"。

2. 恶性肿瘤呈**浸润性生长**,生长速度快,常发生转移,转移途径有直接蔓延、淋巴转移、血运转移、种植性转移四种,术后易复发。来源于上皮组织者称为"癌";来源于间叶组织者称为"肉瘤"。

3. 局部表现为**肿块**(常是体表或潜在肿瘤的首要症状)、疼痛、**溃疡、出血、梗阻**等,全身表现为**乏力、消瘦、贫血、恶病质**等。

4. 肿瘤TNM分期法 T指原发肿瘤、N指淋巴结、M指远处转移。根据病灶大小及浸润深度在字母后标以0~4的数字,1代表小,4代表大,0代表无。

5. 肿瘤病人确诊后心理变化可分为**震惊否认期、愤怒期、磋商期、忧郁期、接受期**。

6. **病理检查**是肿瘤定性诊断的检查,是目前确诊肿瘤的直接而可靠的依据。

7. **手术切除对实体肿瘤是一种最有效的治疗方法**,恶性肿瘤还要辅以化学治疗、放射治疗、生物治疗、中医中药及内分泌治疗等。

8. 晚期肿瘤疼痛难以控制者,可按三级阶梯镇痛方案处理。

9. 放射治疗期间应注意选用全棉柔软内衣,**避免粗糙衣物摩擦**;照射野可用温水和柔软毛巾轻轻沾洗,**禁用肥皂擦洗或热水浸浴,禁用碘油、酒精等刺激性消毒剂,避免冷热刺激如热敷、冰袋等**;外出时避免阳光直晒;**照射区皮肤禁作注射**;忌用化妆品外涂,不可贴胶布,因氧化锌为重金属,可产生二次射线,加重皮肤放射性损伤。病人照射前后30分钟内禁食,照射后静卧30分钟,鼓励多饮水。

10. 注射化疗药物前必须将其稀释至要求的浓度,并在规定时间内用完;使用**血管要两臂交替、由远及近**,避免反复穿刺同一部位;注射药物后,再注入生理盐水5~10ml,以减轻药物对静脉壁的刺激。若注射部位刺痛、烧灼或水肿,则提示药液外漏,须立即停止用药并更换注射部位。化疗期间应大量饮水以减轻药物对消化道黏膜的刺激,并有利于毒素排泄。每周为病人监测白细胞和血小板,当白细胞 $< 3 \times 10^9/L$、血小板 $< 80 \times 10^9/L$ 者,**暂停化疗**,予以保护性隔离,预防交叉感染。

11. 肿瘤Ⅰ级预防即**病因预防**,Ⅱ级预防是指**早发现、早诊断、早治疗**,Ⅲ级预防是指**治疗后的康复**。

【难点解析】

1. 各种肿瘤对放射线的敏感性 ①高度敏感: 如造血系统肿瘤、性腺肿瘤、淋巴肉瘤、霍奇金病、小脑髓母细胞瘤、多发性骨髓瘤等;②中度敏感: 鼻咽癌、食管癌、乳腺癌、肺癌、皮肤癌等;③低度敏感:胃癌、大肠癌、软组织肉瘤等。

2. 化疗药物分类 根据其药物的性质可以分为以下几种:①烷化剂:环磷酰胺、氮芥、邻脂苯芥、邻丙氨酸硝苄芥;②抗代谢药物:氟尿嘧啶、甲氨蝶呤、阿糖胞苷;③抗肿瘤植物药:长春碱、长春新碱、紫杉醇;④抗肿瘤抗生素:放线菌素D、平阳霉素、多柔比星。

【护考训练】

1. 肿瘤的定性检查方法是
   A. 磁共振　　　　　　B. CT扫描　　　　　　C. B型超声
   D. 病理检查　　　　　E. 放射性核素检查

2. 国际抗癌联盟组织提出的TNM分期法中,T代表
   A. 原发肿瘤　　　　　B. 有远处转移　　　　C. 有淋巴结转移
   D. 无淋巴结转移　　　E. 无远处转移

3. 肿瘤病人化疗或放疗期间,最主要的观察项目是
   A. 脱发程度　　　　　B. 食欲缺乏　　　　　C. 恶心、呕吐
   D. 皮肤损害　　　　　E. 血白细胞和血小板计数

4. 李先生,68岁。因肝癌进行化疗,下列护理措施错误的是
   A. 每周检查血常规1~2次
   B. 限制饮食,以防呕吐
   C. 白细胞低于3×10^9/L时,给予升血药
   D. 病人多饮水
   E. 静脉用药应稀释到相应浓度

5. 李女士,34岁。急性粒细胞白血病,行静脉注射化疗药物后,立即出现注射部位疼痛,肿胀。应考虑
   A. 化疗药物反应　　　　　　B. 化疗药物漏出血管外
   C. 高渗性药物刺激血管壁所致　D. 化疗药物过敏
   E. 血栓性静脉炎

6. 王先生,62岁。在肺癌化疗期间,白细胞降至3×10^9/L,正确的处理是
   A. 加强营养　　　　　B. 加大用药量　　　　C. 输注白蛋白
   D. 口服抗生素　　　　E. 暂停用药

7. 张先生,50岁。食管癌术后行化疗期间出现恶心、呕吐并伴有腹痛、腹泻,张先生因此拒绝继续化疗。责任护士采取了诸多措施,但不包括
   A. 立即停药　　　　　　　　B. 告知病人坚持化疗的重要性
   C. 加强营养支持　　　　　　D. 改成晚间给药,降低反应
   E. 观察腹痛、腹泻情况,对症处理

8. 何先生,60岁。因鼻咽癌行多次放疗,护士进行皮肤护理正确的是
   A. 肥皂水清洗　　　　B. 保持皮肤干燥、清洁　C. 热敷理疗
   D. 穿质硬的衣服　　　E. 涂碘酒

9. 周先生,42岁。体检发现肝部肿块,确诊为肝癌而出现烦躁、不满,迁怒于家属和医务人员,该病人的心理反应为
   A. 接受期　　　B. 震惊否认期　　C. 磋商期　　　D. 抑郁期　　　E. 愤怒期

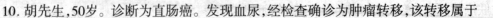

10. 胡先生,50岁。诊断为直肠癌。发现血尿,经检查确诊为肿瘤转移,该转移属于
    A. 血行转移　　　　B. 直接蔓延　　　　C. 淋巴结转移
    D. 种植转移　　　　E. 多种渠道转移

(11~12题共用题干)

张先生,50岁。肺癌切除术后经过4天化疗。

11. 张先生在化疗期间,查白细胞的时间是
    A. 每天1次　　　　B. 每天2次　　　　C. 每周1~2次
    D. 10天1次　　　　E. 半个月1次

12. 应处理的情况是白细胞计数低于
    A. $3 \times 10^9/L$　　　　B. $4 \times 10^9/L$　　　　C. $3 \times 10^8/L$
    D. $4 \times 10^8/L$　　　　E. $5 \times 10^9/L$

(徐小晴)

第十章　颅脑疾病病人的护理

第一节　颅内压增高病人的护理

【知识清单】

1. 成人颅内压正常值为70~200mmH$_2$O（0.7~2.0kPa），儿童为50~100mmH$_2$O（0.5~1.0kPa）。当颅内压持续高于正常范围时，称为颅内压增高。

2. 颅内压增高"三主征"　包括**头痛**、**呕吐**、**视神经盘水肿**，是其主要临床表现。

3. 生命体征紊乱　**血压增高**，尤其是收缩压升高、**脉搏徐缓**、**体温升高**、**呼吸深慢**并不规则甚至呼吸停止，即库欣反应。

4. 小脑幕切迹疝　急性期的症状是出现**进行性意识障碍**，患侧瞳孔先缩小后散大，**对侧肢体瘫痪**。

5. 枕骨大孔疝　**生命体征改变显著且出现较早**，而意识障碍和瞳孔改变出现较晚。由于延髓的呼吸中枢受压，病人早期可**突发呼吸骤停而死亡**。

6. 急性颅内压增高病人**禁忌采用腰椎穿刺**，以避免引发或加重脑疝。

7. 脑疝病人的急救药物首选20%**甘露醇**。

8. 卧床休息，**床头抬高15°~30°**，有利于脑静脉回流，减轻脑水肿。

9. 不能进食的病人一般每日输液量**不超过2000ml**，控制输液速度，尿量每日保持在600ml以上。

10. 意识状态是颅内压增高病人最重要的观察指标。目前通用的是格拉斯哥昏迷记分法，评定**睁眼**、**语言及运动反应**，以三者积分来表示意识障碍轻重。

11. 糖皮质激素可**改善毛细血管通透性**，防治脑水肿和颅内压增高。

口诀速记:

颅内压增高

颅高压，三主征，头痛呕吐视盘肿。脱水首选甘露醇，病因治疗是根本。

【难点解析】

颅腔仅通过枕骨大孔与椎管相通，颅腔内压力增高不均匀时，脑组织沿颅腔内潜在裂隙，由高压区向低压区移动，造成脑疝，可危及病人的生命。常见的脑疝包括小脑幕切迹疝和枕骨大孔疝，两者最根本的区别是**小脑幕切迹疝意识障碍和瞳孔变化出现比较早**，而枕骨大孔疝早期可突发呼吸骤停而死亡。脑疝形成时应紧急手术治疗,急救药物首选20%甘露醇。

第二节 颅脑损伤病人的护理

【知识清单】

1. 帽状腱膜下血肿较大,有**明显波动感**,易致休克。

2. 颅盖骨折的诊断主要靠X线,颅底骨折的诊断主要靠CT和临床表现。

3. 颅底骨折主要表现为**皮下和黏膜下瘀斑、脑脊液外漏和脑神经损伤**三个方面(表10-1)。

表 10-1 颅底骨折的临床表现

骨折部位	瘀斑部位	脑脊液漏	可能损伤的脑神经
颅前窝	眶周、球结膜下(熊猫眼征)	鼻漏	嗅神经、视神经
颅中窝	乳突区(Battle 征)	鼻漏或耳漏	面神经、听神经
颅后窝	乳突部、咽后壁	无	第Ⅸ~Ⅻ对脑神经

4. 颅底骨折伴有脑脊液外漏的护理重点是防止因脑脊液逆流导致的**颅内感染。严禁堵塞鼻腔和外耳道;禁止耳、鼻滴药或冲洗;禁忌作腰椎穿刺。避免用力打喷嚏、擤鼻涕、咳嗽、用力排便**,以防止脑脊液逆流。

5. 脑脊液外漏的病人多采取**半卧位**,头偏向患侧,维持至停止漏液后3~5日。

6. 脑震荡的表现是意识障碍一般不超过**30分钟、逆行性遗忘**,各项检查无异常。

7. 脑挫裂伤的意识障碍多数在30分钟以上,伴有**局灶症状与体征**和生命体征改变。

8. 硬脑膜外血肿病人典型意识障碍的特点是:**原发性昏迷—清醒—继发性昏迷**,即中间清醒期。

9. 颅脑外伤病人临终状态的瞳孔表现是**双侧瞳孔散大,对光反射消失**。

10. 应立即手术的颅脑损伤是**颅内血肿**。

【难点解析】

意识状态是观察颅脑损伤病人病情最重要的指标之一。意识障碍的程度往往与脑损伤的程度成正比,可分为:

(1)嗜睡:持续睡眠状态,可被唤醒,并能正确回答问题和作出各种反应,但反应迟钝。

(2)意识模糊:思维和语言不连贯,表情淡漠,对时间、地点、人物的定向力完全或部分发生障碍,可有错觉、幻觉、躁动不安、谵语或精神错乱。

(3)昏睡:病人处于熟睡状态,需强烈刺激或反复高声呼唤才能唤醒,醒后答话含糊不清,答非所问,很快又入睡。

(4)昏迷:可分为:①浅昏迷:意识大部分丧失,对周围事物及声、光刺激均无反应,但对强烈的刺激如压迫眶上缘可出现痛苦表情及躲避反应;②深昏迷:意识完全丧失,对各种刺激均无反应,四肢肌肉松软,大小便失禁,生命体征明显异常。

第三节 颅内肿瘤病人的护理

【知识清单】

1. 颅内肿瘤包括原发性和继发性两大类,发病部位以**大脑半球最多**。

2. 原发性颅内肿瘤最常见的类型是**神经胶质瘤**,来源于**神经上皮**,约占颅内肿瘤的40%~50%。

3. 颅内肿瘤约90%以上的病人表现为**颅内压增高症状和体征**,重者可引起**脑疝**。

4. 颅内肿瘤的根本治疗是**切除肿瘤**,配合放疗、化疗。

【护考训练】

1. 颅内压增高病人使用地塞米松的目的是

    A. 防止感染   B. 改善血脑屏障通透性,预防和治疗脑水肿

    C. 降低颅压   D. 防止休克

    E. 防止应激性溃疡

2. 枕骨大孔疝不同于小脑幕切迹疝的临床表现是

    A. 头痛剧烈   B. 呕吐频繁   C. 意识障碍

    D. 呼吸骤停出现早   E. 血压升高,脉缓有力

3. 颅内压增高时,静脉滴注250ml甘露醇所用时间应是

    A. 15~30分钟   B. 30~45分钟   C. 45~60分钟

    D. 60~90分钟   E. 90~120分钟

4. 以下有关颅内压增高合并呕吐特点的描述**不正确**的是

    A. 常呈喷射状   B. 多出现在剧烈头痛时   C. 常与饮食有关

    D. 呕吐后头痛有所缓解   E. 可伴有恶心

5. 与颅内血肿关系最为密切的意识障碍表现是

    A. 嗜睡   B. 浅昏迷   C. 深昏迷

    D. 中间清醒期   E. 意识模糊

6. 判断颅底骨折最有价值的临床表现是

    A. 眼眶周围淤血   B. 球结膜下出血   C. 鼻孔流血

    D. 脑脊液外漏   E. 严重头痛

7. **不符合**脑震荡表现的是

    A. 逆行性健忘   B. 颅内压增高   C. 意识障碍不超过30分钟

    D. 神经系统检查无异常   E. 脑脊液检查无异常

8. 颅脑损伤病人伴有脑脊液耳漏的处理,**不正确**的是

    A. 应用抗生素   B. 禁做腰穿

    C. 禁止冲洗耳道   D. 可用无菌棉球填塞堵漏

    E. 必要时手术修补

9. 颅内肿瘤病人手术清醒后,头部抬高

    A. 5°~10°   B. 10°~15°   C. 15°~30°   D. 30°~35°   E. 35°~40°

10. 李女士,36岁。因车祸致昏迷5小时,拟用冬眠低温疗法提高大脑对缺氧的耐受力,下列关于冬眠低温治疗期间护理的叙述**错误**的是

    A. 冬眠期间不宜翻身或移动体位

    B. 通常体温降至32~34℃

    C. 收缩压低于80mmHg应停止给药

    D. 复温时应先停止使用冬眠药物

    E. 降温前先给病人使用冬眠药物

11. 肖女士,68岁。因颅内压增高,头痛逐渐加重,行腰椎穿刺脑脊液检查后突然呼吸停止,双侧瞳孔直径2mm,以后逐渐散大,血压下降,该病人最可能出现了

    A. 小脑幕切迹疝   B. 枕骨大孔疝   C. 大脑镰下疝

    D. 脑干缺血   E. 脑血管意外

12. 王女士,45岁。因脑肿瘤、颅内压增高,行脑室引流术后3小时,引流管无脑脊液流出,**不正确**的处理方法是

    A. 将引流瓶降低   B. 报告医师   C. 将引流管轻轻旋转

    D. 生理盐水冲洗   E. 必要时换管

13. 杨先生,65岁。有高血压病史22年,突然出现剧烈头痛、呕吐,左侧上下肢瘫痪,随即意识丧失,右侧瞳孔散大,对光反应消失,血压180/120mmHg,呼吸忽快忽慢。病人可能出现了

    A. 左侧小脑幕切迹疝   B. 大脑镰下疝   C. 左侧枕骨大孔疝

    D. 右侧枕骨大孔疝   E. 右侧小脑幕切迹疝

14. 张先生,35岁。昨晚被木棍击伤头顶部,无昏迷,头顶部有约核桃样大小肿块,质硬,疼痛明显,下列处理**错误**的是

    A. 常采用穿刺抽吸促进血肿吸收

    B. 局部适当加压包扎,有利于防止血肿扩大

    C. 一般可自行吸收,无需特殊处理

    D. 处理头皮血肿,要注意颅骨及脑损伤

    E. 皮下血肿常因中心凹陷需拍X线片

15. 黄师傅,自4米高的房上跌下,头侧面受到撞击,右乳突部血肿,右耳流出血性液体,听力明显降低,应考虑为

    A. 颅中窝骨折   B. 软组织挫伤   C. 耳鼓膜穿透伤

    D. 脑震荡   E. 脑挫裂伤

16. 谢女士,26岁。头部跌伤,昏迷20分钟,醒后对当时情况不能回忆,并有轻度恶心、呕吐,考虑为

    A. 脑挫裂伤   B. 脑震荡   C. 颅底骨折   D. 头部挫伤   E. 颅内血肿

17. 建筑工人李师傅由高空坠落,左枕着地,伤后出现进行性意识障碍,右侧瞳孔逐渐散大,诊断应首先考虑

    A. 左枕部急性硬脑膜外血肿

    B. 右枕部急性硬脑膜下血肿

    C. 右侧额颞极挫裂伤伴硬脑膜下血肿

    D. 左侧额颞部脑挫裂伤

E. 小脑血肿

18. 甘先生,20岁。自2米高处摔下,当即昏迷,送医院后1小时清醒,头痛、呕吐,右上肢肌力Ⅱ级,脑脊液检查有红细胞,CT扫描见左颞顶叶低密度灶,其中有散在点状高密度影,诊断是

  A. 脑震荡   B. 弥散性轴索损伤   C. 脑挫裂伤

  D. 脑干损伤   E. 脑内血肿

19. 孟女士,45岁。因头痛逐渐加重、恶心呕吐2个月来院就诊,诊断为颅内肿瘤。关于颅内肿瘤,下列说法**不正确**的是

  A. 脑肿瘤多发生于大脑半球

  B. 临床表现主要包括颅内压增高及局灶性症状及体征

  C. 最早出现的局灶性症状及体征有定位意义

  D. 神经胶质瘤为好发于大脑半球的恶性肿瘤

  E. 脑膜瘤为颅内最常见的恶性肿瘤

20. 张先生,46岁。头痛10天,进行性加重伴呕吐2天。神经系统检查: 意识淡漠,两侧视神经盘水肿,应首先考虑的诊断和进一步确诊的首选检查方法是

  A. 颅内血肿,头颅X线摄片   B. 结核性脑膜炎,腰椎穿刺

  C. 脑血管畸形,脑血管造影   D. 颅内肿瘤,颅脑CT检查

  E. 脑脓肿,颅脑MRI检查

(21~23题共用题干)

朱先生,45岁。3天前因车祸伤及头部,头痛、呕吐逐渐加重。用力咳嗽后突然不省人事,体检: 病人呈昏迷状态,左侧瞳孔散大,对光反应消失,眼底视神经盘水肿,右侧肢体瘫痪,呼吸血压不稳。

21. 病人最可能出现了

  A. 枕骨大孔疝   B. 右侧小脑幕切迹疝   C. 左侧小脑幕切迹疝

  D. 大脑镰下疝   E. 原发性脑干损伤

22. 应立即采取的急救措施为

  A. 立即开颅减压   B. 立即行脑脊液体外引流

  C. 冬眠低温疗法   D. 脑脊液分流术

  E. 静脉输注脱水剂

23. 禁忌的治疗措施是

  A. 腰椎穿刺,降低颅内压   B. 开颅探查

  C. 应用激素   D. 大剂量20%甘露醇静滴

  E. 脑室体外引流,降低颅内压

(24~27题共用题干)

李女士,40岁。骑车时被汽车撞伤,当即昏迷,20分钟后清醒,诉头痛、头晕、恶心、欲吐,对发生事件描述不清。体检: 神志清,双侧瞳孔等大,对光反射灵敏,四肢肌张力正常,病理征阴性,腰椎穿刺压力不高,CT未见异常。诊断为脑震荡。

24. 目前对李女士的主要处理措施是

  A. 静卧、休息   B. 口服止吐剂   C. 加强营养

  D. 应用抗生素   E. 防治脑水肿

25. 下列处理**不正确**的是
    A. 静卧、休息　　　　　　　　B. 使用吗啡止痛
    C. 向病人介绍注意事项　　　　D. 告诉病人1~2周可完全恢复
    E. 及时处理呕吐物

26. 李女士伤后48小时内应警惕出现
    A. 呼吸道梗阻　B. 继发感染　　C. 脑水肿　　D. 颅内血肿　　E. 压疮

27. 对李女士病情观察中最重要的是
    A. 肌张力　　　B. 肢体活动　　C. 生命体征　　D. 意识状态　　E. 瞳孔

（辛长海）

第十一章 颈部疾病病人的护理

第一节 甲状腺功能亢进外科治疗病人的护理

【知识清单】

1. 甲状腺功能亢进(简称甲亢)临床最常见的是**原发性甲亢**,好发于**20~40岁女性**,在**甲状腺肿大的同时出现功能亢进症状**,两侧腺体呈**弥漫性、对称性肿大**,常伴有**眼球突出**,又称突眼性甲状腺肿。

2. **脉率增快和脉压增大**常作为判断甲亢病人病情和治疗效果的重要指标。

3. 基础代谢率(BMR)测定应选择在清晨空腹、静卧时进行。**基础代谢率(%)=脉率+脉压−111**。正常值为 ± 10%,+20%~+30%为轻度甲亢,+30%~+60%为中度甲亢,+60%以上为重度甲亢。

4. **甲状腺大部切除术**是目前治疗中度以上甲亢最常用而有效的方法,通常需切除腺体的80%~90%,并同时切除峡部。

5. 甲亢病人术前药物准备最重要的是**抗甲状腺功能亢进的药物**和**碘剂的应用**。

6. 甲亢病人术前药物准备达到以下标准即应尽快手术 **病人情绪稳定,睡眠良好,体重增加,脉率稳定在90次/分以下,BMR低于+20%,腺体缩小变硬**。

7. 碘剂的作用在于逐渐**抑制甲状腺素的释放**,同时还可以**减少甲状腺血流量,使腺体缩小变硬**,降低手术风险。

8. 甲状腺危象多发生于**术后12~36小时内**,与术前准备不充分、甲亢症状未能很好控制有关。

9. 甲状腺大部切除术后最危急的并发症是**呼吸困难和窒息**,常见原因是**切口内出血形成血肿压迫气管、喉头水肿、术后气管塌陷、双侧喉返神经损伤**。

10. 切口内血肿压迫所致呼吸困难者,应立即在床旁**拆除缝线,去除血肿**。

11. 单侧喉返神经损伤引起**声音嘶哑**; 双侧喉返神经损伤引起两侧声带麻痹致**失声或呼吸困难,甚至窒息**。

12. 甲状腺大部切除术中损伤喉上神经外支(运动支),引起**声带松弛和声调降低**; 损伤喉上神经内支(感觉支),易**误吸而诱发反射性呛咳**。

13. 手术时误切甲状旁腺或其血液供应受损,术后可出现**低钙抽搐**。手足抽搐严重时,立即静脉缓慢推注10%葡萄糖酸钙10~20ml。

> **口诀速记:**
>
> ### 甲 亢
>
> 甲亢症,很特殊,眼睛大,脖子粗。烦热多汗夜失眠,脉快心慌手震颤。
> 食欲亢进体重减,术前准备需服碘。

【难点解析】

甲状腺功能亢进外科手术治疗前,需要做完善的术前准备,可以减少术后并发症的发生。通常用碘剂进行术前准备,碘剂的作用主要是逐渐抑制甲状腺素的释放,同时还可以减少甲状腺血流量,使腺体缩小变硬,降低手术风险。但碘剂仅能抑制甲状腺素的释放,而不抑制其合成,因此一旦停服碘剂后,贮存于甲状腺滤泡内的甲状腺球蛋白大量分解,甲亢症状可重新出现,甚至比原来更重,因此,凡不手术的病人不宜使用。常用碘剂为复方碘化钾溶液,用法是从每次3滴开始,每日3次,逐日每次增加1滴至每次16滴时维持至手术日。2~3周后待甲亢症状得到基本控制即可进行手术治疗。术后继续服用复方碘化钾溶液,每日3次,每次16滴,逐日每次减少1滴,至每次3滴停止,防止术后突然停药诱发甲状腺危象。

第二节 单纯性甲状腺肿病人的护理

【知识清单】

1. 单纯性甲状腺肿也称非毒性甲状腺肿,是指**不伴甲状腺功能异常**的甲状腺肿。

2. 引起单纯性甲状腺肿的主要因素是**环境缺碘**。

3. 单纯性甲状腺肿病人早期甲状腺呈**轻度或中度弥漫性肿大**,两侧对称,质地柔软。晚期可出现**结节性肿大,质地较硬**。

4. 单纯性甲状腺肿体积较大时**压迫颈交感神经节**可引起Horner综合征,表现为**患侧眼睑下垂,瞳孔缩小,眼球内陷,面部无汗**。

【难点解析】

由于碘的摄入不足,无法合成足够量的甲状腺素,反馈性地引起垂体TSH分泌增高并刺激甲状腺增生和代偿性肥大。早期,增生、扩张的甲状腺滤泡较为均匀地散布在腺体各部,形成弥漫性甲状腺肿,随着缺碘时间延长,扩张的滤泡聚集成多个大小不等的结节,形成结节性甲状腺肿。

第三节 甲状腺肿瘤病人的护理

【知识清单】

1. 甲状腺腺瘤病理上可分为**滤泡状腺瘤**和**乳头状囊性腺瘤**两种,以前者多见。病人多为**40岁以下女性**。

2. 髓样癌组织可产生**激素样活性物质**(5-羟色胺和降钙素等),病人可出现**腹泻**、**心悸**、**颜面潮红和血清钙降低**等症状,并伴有其他内分泌腺体的增生。

3. **乳头状癌发病率最高**,多见于30~45岁女性,**恶性程度较低**,**分化程度高**,**愈后好**。

4. 未分化癌约占甲状腺肿瘤的15%,多见于**70岁左右的老年男性**,**高度恶性**、**转移早**,**手术治疗不能提高生存率**,宜采用放射线外照射治疗,愈后极差。

【难点解析】

甲状腺结节成人发病率约为4%,甲状腺结节的鉴别诊断是难点,超声检查因无创、方便、无放射性损伤、重复性强,目前已成为甲状腺结节的主要影像学检查。细针抽吸细胞学检查诊断率高,但有一定的假阳性和假阴性率。对甲状腺可疑结节的手术,一般选择腺叶及峡部切除,并作快速病理检查。

第四节　常见颈部肿块病人的护理

【知识清单】

1. 慢性淋巴结炎　多继发于头、面、**颈部炎性病灶**。肿大的淋巴结常散在于**颈侧区或下颌下区**。多如**绿豆至蚕豆样大小**,较扁平,硬度中等,表面光滑,能推动,有轻度压痛或无压痛。其治疗重点在于**原发炎性病灶的处理**。

2. 颈部淋巴结结核　结核分枝杆菌大多经**扁桃体**、**龋齿**侵入,多见于**儿童和青少年**。累及**单侧或双侧颈深淋巴结以及腮部**、枕骨下、颌下与锁骨上淋巴结。随疾病发展**可融合成团块**、**固定**、**不能推动**,最后干酪样坏死、形成**寒性脓肿**,破溃后流出豆渣或米汤样脓液。

3. 甲状舌管囊肿　多见于**15岁以下儿童**,男性为女性的2倍。常位于**颈前区中线**、**舌骨下方的1~2cm的圆形肿块**,表面光滑无压痛,有囊性感,**能随吞咽或伸**、**缩舌而上下移动**。

4. 甲状舌管囊肿手术治疗时必须将**囊肿或瘘管连同舌骨中段**完整切除,并切除舌骨上方与其相邻的肌肉,直达舌根部,以免复发。

5. 恶性淋巴瘤　来源于**淋巴组织**的恶性肿瘤。多见于青壮年男性,肿大淋巴结常先出现于**一侧或两侧的颈侧区**,以后肿大的淋巴结粘连成团,并有腋窝、腹股沟淋巴结和肝脾肿大及不规则高热,明确诊断需依靠**病理检查**。

6. 约占颈部恶性肿瘤的3/4,在颈部肿块中,发病率仅次于慢性淋巴结炎和甲状腺疾病。**多由身体其他部位的恶性肿瘤转移而来**。

【护考训练】

1. 下列**不是**甲亢临床表现的是

    A. 失眠　　　　B. 脉压大　　　　C. 食欲亢进　　　D. 多汗　　　　E. 体重增加

2. 甲亢病人手术前检查血钙、血磷的主要目的是判定

    A. 甲状腺的功能　　　　B. 甲状旁腺的功能　　　　C. 血中钙离子水平

    D. 甲亢轻重程度　　　　E. 术后是否会发生抽搐

3. 甲状腺大部分切除术,防止术后甲状腺危象的关键是

    A. 术后加强护理

    B. 防止术后出血

    C. 术后继续服用碘剂

    D. 术中防止误伤甲状旁腺

    E. 术前充分准备,使BMR降至+20%以下,脉率稳定在90次/分以下

4. 关于单纯性甲状腺肿,**错误**的描述是

    A. 轻度或中度肿大   B. 质软

    C. 有压痛   D. 重度肿大者可出现压迫症状

    E. 无震颤和血管杂音

5. 单纯性甲状腺肿手术治疗的适应证**不包括**

    A. 甲状腺肿大伴有结节   B. 巨大甲状腺肿影响工作和生活

    C. 有压迫症状   D. 继发甲状腺功能亢进

    E. 胸骨后甲状腺肿

6. 甲状腺癌中,预后较好的是

    A. 甲状腺瘤恶变   B. 乳头状癌   C. 滤泡状腺癌

    D. 未分化癌   E. 髓样癌

7. 甲状腺瘤的表现是

    A. 肿物圆形、质地中等、表面光滑   B. 肿瘤以多发常见

    C. 有压痛   D. 不随吞咽上下移动

    E. 生长快

8. 以下颈部肿块中易恶变的是

    A. 单纯性甲状腺肿   B. 甲状腺腺瘤   C. 甲状舌管囊肿

    D. 慢性淋巴结炎   E. 颈淋巴结结核

9. 甲状腺肿块压迫颈交感神经可出现

    A. 喉头紧缩、气喘和呼吸困难   B. 吞咽困难

    C. 面部青紫、水肿和颈静脉怒张   D. 声音嘶哑

    E. Horner综合征

10. 李女士,25岁,清晨起床前测得脉率95次/分,血压140/85mmHg。李女士的甲状腺功能可能为

    A. 正常   B. 甲状腺功能低下   C. 轻度甲亢

    D. 中度甲亢   E. 重度甲亢

11. 肖女士,36岁。患甲亢准备手术治疗,手术前为降低基础代谢率,先口服硫酸嘧啶,甲亢症状基本控制后,再服碘剂

    A. 3天   B. 14天   C. 30天   D. 40天   E. 50天

12. 张女士,27岁。行甲状腺大部分切除术,术后2小时突感呼吸困难,颈部肿胀,其可能的原因是

    A. 喉上神经内侧支损伤   B. 喉上神经外侧支损伤

    C. 单侧喉返神经损伤   D. 双侧喉返神经损伤

    E. 颈部切口内出血

13. 李阿姨,55岁。行甲状腺大部分切除术后,出现误咽呛咳,可能是术中损伤了

    A. 喉上神经内侧支   B. 喉上神经外侧支   C. 单侧喉返神经

D. 双侧喉返神经　　　　　E. 甲状旁腺

14. 林女士,28岁。因甲亢行双侧甲状腺大部分切除术,术后12小时病人出现高热,脉速,每分钟达120次,烦躁不安,其可能的原因是
　　A. 切口内出血,压迫气管　　　　　B. 甲状旁腺损伤
　　C. 甲状腺危象　　　　　D. 双侧喉返神经损伤
　　E. 肺部感染

15. 孙女士,32岁。颈部增粗,易激动,伴失眠,食欲亢进半年,查体:甲状腺弥漫性肿大,眼球突出,脉搏100次/分,血压135/85mmHg,CT示胸骨后甲状腺肿,该病人首选的治疗方法是
　　A. 用普萘洛尔治疗　　　　　B. 复方碘化钾治疗
　　C. 抗甲状腺药物治疗　　　　　D. 甲状腺大部分切除术
　　E. 多食含碘丰富的食物

16. 女孩,15岁。甲状腺弥漫性肿大,无突眼,甲状腺摄碘试验:2小时25%,24小时50%。清晨空腹测定脉搏70次/分,血压120/80mmHg,SPECT检查甲状腺无结节,最可能的诊断是
　　A. 甲状腺功能减退　　B. 甲状腺功能亢进　　C. 甲状腺炎
　　D. 单纯性甲状腺肿　　E. 结节性甲状腺炎

17. 王先生,50岁。患地方性甲状腺肿,其发病的主要原因是
　　A. 碘缺乏　　　　　B. 碘过多
　　C. 服用致甲状腺肿物质　　　　　D. 先天性甲状腺激素合成障碍
　　E. 甲状腺激素需要量增加

18. 小张,女,18岁。因双侧甲状腺肿大住院。甲状腺扫描可见弥漫性甲状腺肿,均匀分布。医生诊断为单纯性甲状腺肿,支持这一诊断的实验室检查结果是
　　A. 血清TT_3、TT_4升高,TSH降低　　　　　B. 血清TT_3、TT_4降低,TSH升高
　　C. 血清TT_3、TT_4升高,TSH正常　　　　　D. 血清TT_3、TT_4降低,TSH正常
　　E. 血清TT_3、TT_4正常,TSH正常

19. 王女士,23岁。患单纯性生理性甲状腺肿,对其发病的描述**错误**的是
　　A. 与生活地区关系不大　　　　　B. 与生理对碘的需要关系密切
　　C. 好发于青春期和妊娠期　　　　　D. 好发于哺乳期
　　E. 妊娠引起的肿大,分娩后不易复原

20. 姚女士,29岁。半年前发现颈前区一花生米样大小肿块,质韧,可随吞咽上下移动,为明确肿块性质,鉴别其甲状腺结节为良性或恶性时,最可靠的检查是
　　A. 详细的病史　　　　　B. 确切的体检
　　C. ^{131}I放射性核素扫描　　　　　D. 同侧扪到肿大淋巴结
　　E. 穿刺细胞学检查

21. 小肖,9岁。颈前部出现硬结半年,无痛感。检查右侧叶有2.0cm硬结,扫描为冷结节、边缘模糊,应诊为
　　A. 甲状腺腺瘤　　　　　B. 青春期甲状腺肿　　　　　C. 甲状腺舌管囊肿
　　D. 甲状腺癌　　　　　E. 甲状腺囊肿

22. 刘女士,39岁。右侧甲状腺乳头状癌伴右颈部淋巴结转移,手术方案应是
　　A. 全甲状腺切除

    B. 左侧甲状腺加峡部切除

    C. 右侧甲状腺、峡部及对侧甲状腺大部分切除,加患侧颈淋巴结清除术

    D. 放射治疗

    E. 抗癌药物及甲状腺素治疗

23. 肖大爷,69岁。发现颈前部无痛性肿块半年。检查肿块约杏核大小,质硬,表面不光滑,随吞咽上下移动。^{131}I扫描为冷结节。首先考虑的疾病是

    A. 结节性甲状腺肿   B. 甲状腺腺瘤   C. 甲状腺癌

    D. 颈部恶性淋巴瘤   E. 颈淋巴结结核

24. 小李,男,8岁。自幼颈前正中囊性肿物,不红、不痛、无压痛,边界清楚,表面平滑肿物随伸舌上下活动,初步诊断是

    A. 单纯性甲状腺肿   B. 甲状腺腺瘤   C. 结节性甲状腺肿

    D. 甲状舌管囊肿   E. 甲状腺结核

(25~27题共用题干)

张女士,35岁。患原发性甲状腺功能亢进。入院后在清晨未起床前测病人脉率110次/分,血压18.7/10.7kPa(140/80mmHg),拟在服用复方碘化钾溶液等术前准备后,择期行甲状腺大部切除术。

25. 按简便公式计算,张女士的基础代谢率(BMR)和甲亢程度为

    A. +19%,无甲亢   B. +39%,轻度甲亢

    C. +49%,中度甲亢   D. +59%,中度甲亢

    E. +69%,重度甲亢

26. 术后18小时病人突然出现高热、脉率增快、烦躁、频繁呕吐,发生此并发症的最可能原因是

    A. 术中损伤喉上神经内支   B. 术中损伤双侧喉返神经

    C. 呼吸困难和窒息   D. 术前准备不充分,未达到手术的标准

    E. 术中误切甲状旁腺

27. 此时的处理错误的是

    A. 持续低流量氧气吸入   B. 遵医嘱给予镇静剂

    C. 停止使用碘剂   D. 遵医嘱应用β受体阻滞剂

    E. 配合人工冬眠或物理降温

(28~29题共用题干)

小张,女,18岁。因颈部肿物2年就诊,无任何自觉症状。查体:脉搏88次/分,甲状腺双侧对称性肿大,质软,随吞咽活动。

28. 根据以上临床特点,最可能的诊断是

    A. 甲亢   B. 慢性淋巴细胞性甲状腺炎

    C. 甲状舌管囊肿   D. 单纯性甲状腺肿

    E. 甲状腺癌

29. 目前适宜的治疗措施是

    A. 立即手术   B. 服用抗甲状腺药物

    C. 给予肾上腺皮质激素   D. 给予小剂量甲状腺素

    E. 给予抗生素

（30~31题共用题干）

王大爷，70岁。右侧甲状腺肿物3个月，肿块逐渐增大，伴声音嘶哑。查体：体温36.8℃，脉搏85次/分，血压140/85mmHg，右颈前肿块随吞咽上下移动度差，质硬，表面不光滑呈结节状，双侧颈部淋巴结未触及明显肿大。

30.王大爷最可能诊断是

　　A.甲状腺腺瘤　　　　B.甲状舌管囊肿　　　　C.甲状腺癌

　　D.结节性甲状腺肿　　E.甲状腺结核

31.细针穿刺活组织检查提示病理类型为未分化癌，适宜的治疗方法是

　　A.碘剂治疗　　　　　B.化疗　　　　　　　　C.甲状腺全切术

　　D.放射线外照射治疗　E.积极手术切除并同时清扫颈部淋巴结

（32~33题共用题干）

小谢，男，13岁。低热、乏力2个月余。体检：双侧颈深淋巴结以及腮部、颌下与锁骨上淋巴结肿大，呈散在性分布，可推动，少数融合成团块、固定、不能推动，考虑颈淋巴结结核。

32.以下关于颈淋巴结结核的描述**错误**的是

　　A.常见于儿童和青年，轻者仅有淋巴结肿大而无全身症状

　　B.多同时有肺、肠、骨骼的结核病灶或病史

　　C.淋巴结较硬，可彼此粘连成团

　　D.皮肤表面常有红、热、明显压痛，触之可有波动感

　　E.形成脓肿溃破后，瘘管常经久不愈

33.颈淋巴结结核最常见的传染途径是

　　A.肺结核通过血循环传染

　　B.胸膜结核通过淋巴径路传染

　　C.病原菌主要由扁桃体和龋齿等处侵入而传染

　　D.肠结核通过淋巴途径传染

　　E.肾结核通过血循环传染

（辛长海）

第十二章　乳房疾病病人的护理

第一节　急性乳腺炎病人的护理

【知识清单】

1. 急性乳腺炎多发生于**哺乳期妇女**,尤以初产妇多见。主要病原菌为**金黄色葡萄球菌**。
2. 发病与**乳汁淤积**和**细菌入侵**有关。
3. 局部表现为**患侧乳房疼痛**、**局部红肿**、**发热**,并出现有压痛的肿块;常伴患侧腋窝淋巴结肿大,并有压痛。全身表现为寒战、高热和脉搏加快等。
4. **诊断性穿刺**抽得脓液可确诊为乳房脓肿。
5. **脓肿形成后,行脓肿切开引流。**为避免损伤乳管而形成乳瘘,**手术切口应呈放射状**;乳晕下脓肿应沿乳晕边缘作弧形切口;乳房深部或乳房后脓肿可沿乳房下缘作弧形切口。
6. 护理措施　①**患乳暂停哺乳,定时吸尽乳汁,防止乳汁淤积**;②促进局部血液循环:抬高乳房,热敷、理疗,外敷药物;③控制感染;④高热者予以物理降温,必要时应用解热镇痛药物;⑤保持引流通畅。
7. 健康指导　①**避免乳汁淤积**:纠正乳头内陷,养成良好的哺乳习惯;②**防止细菌入侵**:防治乳头、乳晕破损或皲裂,避免婴儿口腔传播细菌,保持乳头和乳晕清洁。

口诀速记:

急性乳腺炎

初产妇,没经验,容易得上乳腺炎;金葡菌,淋巴侵,乳汁淤积是主因;
红肿热痛是主症,中间波动为脓肿,切开引流要注意,放射切口要牢记。

第二节　乳腺癌病人的护理

【知识清单】

1. 乳腺癌大多发生在40~60岁的女性。
2. **浸润性非特殊癌是乳腺癌最常见的病理类型**。**淋巴转移**是乳腺癌主要的转移方式,**最初多见于患侧腋窝淋巴结**。
3. 乳腺癌发病的相关因素　①月经初潮早、绝经年龄晚、未哺乳、不孕和初次足月产的

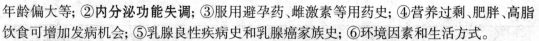

年龄偏大等; ②**内分泌功能失调**; ③服用避孕药、雌激素等用药史; ④营养过剩、肥胖、高脂饮食可增加发病机会; ⑤乳腺良性疾病史和乳腺癌家族史; ⑥环境因素和生活方式。

4. 临床表现　①早期患侧乳房出现**无痛、单发、质硬的小肿块**,常发生于**乳房外上象限**; ②癌肿累及乳房Cooper韧带呈"酒窝征"; ③邻近乳头或乳晕的癌肿可将乳头牵向癌肿侧, 乳头深部的癌肿侵及乳管可使乳头内陷; ④**皮内、皮下淋巴管被癌细胞堵塞,皮肤呈现"橘皮样"改变**。

5. **乳腺钼靶X线摄片**是目前发现早期乳腺癌的有效方法。**活组织检查**是确定诊断的最可靠方法。

6. **手术治疗是乳腺癌最根本的治疗方法**,辅以化学药物治疗、放射治疗、内分泌治疗、生物治疗等。

7. 术后护理　①待生命体征平稳后,**可取半卧位**,以利于引流和呼吸。②注意呼吸的变化, 及时发现有无呼吸困难、气胸; 观察皮瓣颜色及创面愈合情况; 若发现患侧上肢皮肤发绀、肿胀、皮温降低、脉搏不清或肢端麻木,提示腋部血管受压,应调整包扎于手术部位绷带的松紧度。③皮瓣的固定: 用弹性绷带或胸带加压包扎,松紧度适宜。手术后3日内患侧肩部制动。④引流过程中若有局部积液、皮瓣不能紧贴胸壁且有波动感,应报告医生,及时处理。⑤皮瓣下积液和皮瓣坏死**预防的主要措施是皮瓣下引流**。⑥预防患侧上肢肿胀: 平卧时用软枕抬高患侧上肢; **下床活动时用吊带托扶或用健侧手将患肢抬高于胸前,扶持病人时只能扶其健侧**; 按摩患侧上肢或进行握拳及屈、伸肘运动,以促进淋巴回流; **避免在患侧上肢测血压、抽血、静脉穿刺或肌内注射等**。

口诀速记:

乳腺癌术后功能锻炼

一(24小时)动手,三(1~3天)动肘,四天可以动动肩,直到举手高过头。

8. 健康指导　①术后近期不宜用患侧上肢搬动、提取重物; ②不宜在患侧上肢行静脉穿刺和测血压; ③病人每月作一次乳房自我检查,**检查宜在月经期后7~10天进行**; ④**术后5年内避免妊娠**,以免乳腺癌复发。

第三节　乳房良性肿瘤病人的护理

【知识清单】

乳房良性肿瘤鉴别要点

	好发年龄(岁)	性质	临床表现	治疗原则
乳房纤维腺瘤	20~25	良性生长缓慢,有恶变的可能	多为乳房外上象限单发的肿块。表面光滑,有弹性感,易于推动	手术切除
乳管内乳头状瘤	40~50	瘤体小,易出血,有恶变的可能	乳头溢血性液	手术切除

	好发年龄(岁)	性质	临床表现	治疗原则
乳腺囊性增生病	30~50	乳腺组织的良性增生,病程较长,发展缓慢,少数可有恶变	周期性乳房胀痛、乳房肿块或弥漫性增厚,少数病人可有乳头溢液	观察和对症治疗,有恶性病变可疑时,应尽早手术切除肿块

【护考训练】

1. 急性乳腺炎最常见于
  A. 初产妇终止哺乳   B. 初产妇产前   C. 经产妇产前
  D. 初产妇哺乳期   E. 经产妇哺乳期

2. 下述乳房脓肿切口错误的是
  A. 乳房弧形切口   B. 乳晕边缘弧形切口 C. 乳房下缘弧形切口
  D. 轮辐方向切口   E. 对口切开引流

3. 确定乳腺良、恶性肿块最主要的检查方法是
  A. 乳腺软组织X线摄影 B. 临床体检   C. 穿刺涂片细胞学检查
  D. 超声检查   E. 肿块切除活检

4. 若乳腺癌肿侵犯Cooper韧带时可出现
  A. 皮肤红肿   B. 皮肤凹陷   C. 乳头凹陷
  D. 皮肤水肿   E. 橘皮样变

5. 乳房局限性凹陷可见于
  A. 乳房纤维腺瘤   B. 乳腺囊性增生病 C. 急性乳腺炎
  D. 乳腺癌   E. 乳房肉瘤

6. 乳头有鲜红色血性溢液时,常见于
  A. 乳管内乳癌   B. 乳腺囊性增生病 C. 乳管内乳头状瘤
  D. 乳房肉瘤   E. 乳房纤维腺瘤

7. 张女士,26岁。哺乳期出现畏寒发热,右侧乳房肿胀疼痛,表面皮肤发热,可扪及触痛的硬块,无波动感。对患乳的护理不包括
  A. 热敷、理疗   B. 抬高乳房   C. 立即切开引流
  D. 外敷药物   E. 暂停哺乳,吸净积乳

8. 李女士,29岁。初产妇,产后2周,哺乳时不能按照护士的要求操作,右侧乳房出现胀痛、硬块,全身发冷、发热,并有头痛、乏力,诊断为急性乳腺炎。其主要病因是
  A. 初产妇,乳头皮肤娇嫩   B. 产后2周,乳汁较多
  C. 乳汁淤积,细菌容易生长 D. 细菌侵入,形成感染灶
  E. 产妇年龄偏大

9. 李阿姨,48岁。一侧乳房内单一无症状包块,对侧无异常发现,最可能的诊断是
  A. 乳腺囊性增生病 B. 乳房纤维腺瘤   C. 乳房肉瘤
  D. 乳腺炎   E. 乳腺癌

10. 王女士,30岁。乳腺癌根治术后,护士在出院指导中,告知要早期发现复发乳腺癌应

特别强调的内容是

    A. 经常自查　　　　　　　　　　B. 术后5年内避免妊娠

    C. 术后坚持放、化疗　　　　　　D. 坚持患肢功能锻炼

    E. 术侧上肢不宜搬重物

11. 刘女士,28岁。左侧乳腺癌根治术后。出院时提示病人掌握了正确的健康教育内容的描述是

    A."我出院后要穿几周紧身衣保持体形"

    B."我要坚持左侧上肢的功能锻炼"

    C."我术后第3年可以怀孕"

    D."手术已达到根治目的,无需定期复查"

    E."我术后不用再做乳房自我检查"

12. 张女士,48岁。右侧乳腺癌根治术后第2天,右上肢康复训练中正确的是

    A. 右手梳头　　　　　　　　　　B. 右手爬墙运动

    C. 右手刷牙洗脸　　　　　　　　D. 下床时用吊带托扶右上肢

    E. 下床活动需要有人扶住病人右上肢

13. 赵女士,45岁。乳腺肿物,单发,边缘不清,肿物生长快,应首先考虑

    A. 乳房纤维腺瘤　　　B. 乳腺炎　　　　　C. 乳癌

    D. 结核　　　　　　　E. 乳腺囊性增生病

14. 刘女士,30岁。经前乳房胀痛及出现肿块,月经后自行消退,应考虑为

    A. 乳腺癌　　　　　　B. 乳房纤维腺瘤　　C. 乳房肉瘤

    D. 乳腺囊性增生病　　E. 乳管内乳头状瘤

15. 李女士,45岁。乳头溢血1个月余,鲜红色,乳头附近扪及质软、可推动的小肿块,应首先考虑是

    A. 乳管内乳头状瘤　　B. 乳腺癌　　　　　C. 乳房纤维腺瘤

    D. Paget病　　　　　　E. 乳腺囊性增生病

（16~17题共用题干）

刘女士,27岁。产后4周,右侧乳房红肿疼痛1天,查体:右侧乳房外上象限有3cm×2cm质硬肿块,触痛明显,皮肤红肿。

16. 其最可能的诊断是

    A. 乳房纤维腺瘤　　　B. 急性淋巴结炎　　C. 乳管内乳头状瘤

    D. 急性乳腺炎　　　　E. 炎性乳腺癌

17. 对该病人的处理**不包括**

    A. 局部热敷　　　　　B. 尽量排出乳汁　　C. 立即切开引流

    D. 给予广谱抗生素　　E. 抬高乳房

（18~21题共用题干）

张阿姨,42岁。无意中发现左乳房内上方约2cm×1.5cm的质硬肿块,无疼痛,肿块表面有"橘皮样"改变。体格检查又发现左腋窝有散在的质硬淋巴结。

18. 乳腺癌表现皮肤"橘皮样"改变的原因是

    A. 乳房皮下淋巴管阻塞　　　　　B. 癌肿侵犯Cooper韧带

    C. 癌肿侵犯较大乳管　　　　　　D. 癌肿与皮肤深部粘连

E. 癌肿侵犯皮下静脉

19. 该病人确诊的检查方法是

A. B超　　　　　　　B. X线　　　　　　　C. CT

D. 核扫描　　　　　　E. 肿块穿刺细胞学检查

20. 该病人首先应考虑的治疗措施为

A. 单纯包块切除　　　B. 化疗　　　　　　　C. 放疗

D. 乳腺癌根治术　　　E. 内分泌治疗

21. 对该病人术后的护理措施**不包括**

A. 病情观察　　　　　B. 切口和引流护理　　C. 呼吸道护理

D. 心理护理　　　　　E. 功能锻炼

（22~23题共用题干）

李女士,46岁。因左乳肿块就诊,病变局部皮肤出现"橘皮样"改变,触诊左侧乳房外上象限可扪及直径约5cm的肿块,边界不清,质地硬,活动度差。体检医生建议病人入院进一步治疗。病人入院后初诊"乳腺癌",拟行改良根治术。

22. 早期乳腺癌最典型的临床表现是

A. 乳房"橘皮样"变、"酒窝征"

B. 腋窝淋巴结肿大

C. 无痛单发的小肿块,质硬,表面不光滑

D. 菜花样肿块

E. 乳头溢液

23. 术后第2天,护士采取的护理措施**错误**的是

A. 按摩患侧上肢或进行握拳、屈、伸肘关节

B. 禁止在患侧手臂测血压、输液

C. 观察并记录引流液的量、颜色、性状

D. 指导患侧肩关节的活动

E. 观察患侧肢体皮温、脉搏,保持胸带合适的松紧度

（24~25题共用题干）

赵女士,23岁。一周前无意中发现左乳有一无痛性肿块,查体发现肿块位于左乳内上象限,质韧,光滑,边缘清晰,活动度大,生长缓慢,双侧腋窝未扪及肿大淋巴结。

24. 赵女士最可能的诊断是

A. 乳房肉瘤　　　　　B. 乳管内乳头状瘤　　C. 乳房纤维腺瘤

D. 乳腺囊性增生病　　E. 早期乳腺癌

25. 应对赵女士采取的治疗措施是

A. 局部热敷　　　　　　　　　B. 肿块切除,术中送病理检查

C. 乳腺腺叶切除　　　　　　　D. 乳房切除

E. 不作处理,定期复查

（黎玉辉）

第十三章　胸部疾病病人的护理

第一节　胸部损伤病人的护理

【知识清单】

1. 根据损伤发生后**胸膜腔与外界是否相通**,胸部损伤可分为闭合性损伤和开放性损伤。同时发生胸、腹部的多发性损伤称为**胸腹联合伤**。

2. **肋骨骨折**在胸部损伤中最常见,**第4~7肋骨**最易发生折断。

3. 多根多处肋骨骨折时,胸壁局部区域因失去完整肋骨的支撑出现软化,吸气时软化区胸壁向内凹陷,呼气时软化区胸壁向外凸出,这种现象称为**反常呼吸运动**,这类胸廓又称之为**连枷胸**。严重者可导致呼吸和循环衰竭。

4. **损伤性气胸分为闭合性、开放性和张力性三类。**

5. 开放性气胸,胸壁存在开放性伤口,使胸膜腔与外界相通,空气可随呼吸**自由出入胸膜腔**,**患侧胸膜腔内压力与外界大气压接近**,负压消失,肺组织萎陷。病人可出现气促、发绀、明显呼吸困难甚至休克,患侧胸壁存在伤道,呼吸时可听见空气进出伤道发出的**吸吮样声音**。

6. 张力性气胸,其裂口形成通向胸膜腔的**单向活瓣**,吸气时,气体通过裂口进入胸膜腔,而呼气时裂口关闭,气体不能排出胸膜腔,使胸膜腔内积气随呼吸**不断增多**,导致胸膜腔压力高于外界大气压,又称高压性气胸。病人表现**极度呼吸困难**、发绀、烦躁不安、昏迷、休克甚至窒息。同时高压气体可挤入纵隔,扩展至颈、面、胸部等处的皮下,**造成皮下气肿或纵隔气肿**。

7. 开放性气胸急救应**立即封闭胸壁伤口**,变开放性气胸为闭合性气胸,然后按闭合性气胸进一步处理。

8. 张力性气胸急救应**立即行胸膜腔穿刺排气减压**。

9. 胸部损伤引起的**胸膜腔积血**,称为损伤性血胸。**血胸可与气胸同时存在**,称为血气胸。

10. 小量血胸(成人≤500ml)可无明显症状。中量血胸(500~1000ml)和大量血胸(>1000ml),特别是急性失血,可出现**低血容量性休克**的表现,患侧胸部叩诊呈**浊音**,听诊**呼吸音减弱或消失**。

11. 剖胸止血手术的指征　脉搏持续加快,血压进行性下降,或经补充血容量血压仍不稳定;血红蛋白量、红细胞计数、血细胞比容进行性下降;胸腔闭式引流引出的血量**每小时超过200ml,并持续3小时以上**;胸膜腔穿刺抽出的血液很快凝固或血液凝抽抽不出,但胸部X线检查显示胸部阴影逐渐扩大。

12. 胸腔闭式引流的**目的**是排出胸膜腔积气、积液、积血;重建胸膜腔负压,促进肺复张;

平衡胸膜腔内的压力,保持纵隔于正常位置。

13. 胸腔闭式引流引流气体时,引流管一般放置在**患侧锁骨中线第2肋间**;引流液体时,引流管常放置在**患侧腋中线与腋后线之间的第6~8肋间**。

14. 胸腔闭式引流瓶内长玻璃管下口应插至水封瓶液面下3~4cm,短玻璃管下口远离液平面,与外界相通。引流瓶应低于胸腔引流口水平面60~100cm。

15. 闭式胸腔引流管周围皮肤用油纱布**包盖严密**;**搬动病人或更换引流瓶时**,应用两把**止血钳双向夹闭引流管**;**若引流管从胸腔滑脱**,立即用手捏闭伤口处皮肤,消毒处理后用凡士林纱布封闭伤口;**若引流管连接处脱落或**引流瓶损坏,应立即用双钳夹闭胸壁引流管,并更换引流装置。

16. 引流时病人应**取半卧位并经常改变体位**;鼓励病人咳嗽、咳痰和做深呼吸运动;**定时挤捏引流管**,**防止引流管堵塞、扭曲、受压**;水封瓶不可倒置或倾斜,不可高于胸部。

17. 闭式胸腔引流置管48~72小时后,若引流瓶内无气体逸出或引流液量明显减少且颜色变淡,**24小时引流液 <50ml或脓液 <10ml**, X线检查示肺膨胀良好,病人无呼吸困难,即可于**吸气末迅速拔除引流管**。

【难点解析】

不同类型的损伤性气胸发生后,病人会出现不同的病理改变。闭合性气胸气体不再继续进入胸膜腔,胸膜腔内压仍低于大气压,患侧肺组织可部分受压萎陷。开放性气胸空气随呼吸自由出入胸膜腔,吸气时,健侧胸膜腔内负压增大与患侧胸膜腔之间的压力差增加,纵隔移向健侧;呼气时,两侧胸膜腔压力差减小,纵隔移回患侧,导致纵隔位置随呼吸而左右摆动,称为**纵隔扑动**,造成严重缺氧。张力性气胸患侧胸膜腔内压力增高,使患侧肺严重萎陷,纵隔明显移向健侧,导致健侧肺受压而有不同程度的萎陷,引起严重的呼吸和循环功能障碍。同时高压气体可挤入纵隔,扩展至颈、面、胸部等处的皮下,造成**皮下气肿或纵隔气肿**。

第二节　脓胸病人的护理

【知识清单】

1. 脓胸常见的致病菌为**金黄色葡萄球菌**、肺炎双球菌等。

2. 急性脓胸常有高热、胸痛、呼吸急促、脉快、全身乏力等,**患侧胸廓饱满**,**肋间隙增宽**,**气管向健侧移位**等;慢性脓胸常有长期低热、消瘦、贫血、低蛋白血症等慢性全身中毒症状,**患侧胸廓内陷**,肋间隙变窄,气管偏向患侧等。

3. 胸部X线检查显示**胸腔积液征象**;**胸膜腔穿刺抽出脓液**即可确诊。

4. 病人一般取**半卧位**,以利于呼吸和引流。鼓励并协助病人有效咳嗽、排痰。支气管胸膜瘘病人应取**患侧卧位**,以免脓液流向健侧或发生窒息。

【难点解析】

感染侵犯胸膜后,胸膜充血、水肿、渗出。早期渗出液稀薄,为浆液性,病情加重后,变为脓性,随后纤维蛋白沉积于胸膜表面,形成纤维素膜,以后纤维素层不断加厚,韧性增强且易

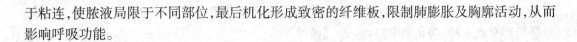

于粘连,使脓液局限于不同部位,最后机化形成致密的纤维板,限制肺膨胀及胸廓活动,从而影响呼吸功能。

第三节 肺癌病人的护理

【知识清单】

1. 肺癌又称为原发性支气管肺癌,多见于40岁以上男性。**长期大量吸烟**是其发病的一个重要因素。

2. 肺癌中**鳞状细胞癌最常见**;小细胞癌恶性程度高,**对放疗、化疗敏感**,但预后最差;腺癌发病年龄较小,女性相对较多。肺癌以**淋巴转移最常见**。

3. 早期肺癌,特别是周围型肺癌多无症状,癌肿增大后常出现**刺激性咳嗽**,无痰或少量黏液痰;**痰中带血或断续地少量咯血**。

4. 晚期肺癌病人可出现癌肿压迫、侵犯邻近组织、器官或发生远处转移的症状。

5. 胸部X线和CT检查肺部可见**块状阴影**,边缘不清或呈分叶状,周围有毛刺;**痰细胞学检查**是肺癌普查和诊断简便而有效的方法;支气管镜检查对诊断中心型肺癌阳性率较高。

6. **手术治疗是肺癌最重要和最有效的治疗手段。**

7. **呼吸道管理**是术前护理的重点。病人**术前戒烟2周以上**,注意口腔卫生,上呼吸道感染、慢性支气管炎、肺内感染、肺气肿的病人,遵医嘱应用抗生素。

8. 麻醉未清醒的肺癌术后病人取平卧位,头偏向一侧;麻醉清醒、血压平稳后改为**半卧位**;一侧肺叶切除术后一般取**健侧完全侧卧位**,有利于患侧肺的膨胀,但呼吸功能较差的病人,可取**平卧位或患侧的侧卧位**,以免健侧肺受压而限制通气;一侧全肺切除病人,可采取**患侧1/4侧卧位**。鼓励指导病人**早期下床活动**,改善呼吸、循环功能,**预防肺不张**。

9. 术后常规吸氧;鼓励病人深呼吸,有效咳嗽、排痰(定时协助病人**翻身、拍背**),必要时进行吸痰;痰液黏稠不易咳出时,可采用雾化吸入。

10. 术后严格掌握输液量和速度,全肺切除者,24小时补液量控制在2000ml以内,**速度以20~30滴/分为宜**。

第四节 食管癌病人的护理

【知识清单】

1. 食管癌多发于40岁以上的男性;以**胸中段多见**,下段次之,上段较少;**绝大多数为鳞状上皮癌**,其次为腺癌;按病理形态分为髓质型、蕈伞型、溃疡型、缩窄型4种类型,以**髓质型最常见**,恶性程度高;**淋巴转移是食管癌的主要转移途径**。

2. 食管癌早期症状常不明显,偶有吞咽食物时出现不同程度的**哽噎感、停滞感**或**异物感**,胸骨后烧灼样、针刺样疼痛;中晚期可出现典型的**进行性吞咽困难**。

3. 带网气囊食管细胞采集器进行**食管拉网脱落细胞学检查**,是一种简便易行的普查筛选诊断方法。**纤维食管镜检查**可直视病变部位,并可钳取活组织作病理学检查,**有确诊价值**。

4. 食管癌以**手术治疗**为主,辅以放疗和化疗等综合治疗。

5. 食管癌病人**术前1周遵医嘱口服抗生素**;术前3日改流质饮食,术前1日禁食;对进食后有滞留或反流者,**术前3日每晚以生理盐水100ml加抗生素经鼻胃管冲洗食管及胃**,可有效减轻局部充血水肿、防止吻合口瘘。

6. **术后应严格禁饮、禁食3~4日**,待肛门排气、胃肠减压引流量减少后,拔除胃管,逐步过渡至普食。**少食多餐**,进食量不宜过多,速度不宜过快,**避免进食生、冷、硬食物**。

7. **吻合口瘘是食管癌术后最严重的并发症**,多发生于术后5~10日,病人可出现呼吸困难、胸腔积液和全身中毒症状,甚至休克等。**乳糜胸多因伤及胸导管所致**,多发生在术后2~10日,少数病例可发生于术后2~3周。乳糜液大量积聚于胸腔内,压迫肺及纵隔并使之移位,病人可出现胸闷、气急、心悸,甚至血压下降,若不及时处理,病人可在短时间内由于乳糜液中水、蛋白质、脂肪、胆固醇、酶、抗体和电解质的丢失而引起全身消耗、衰竭而死亡。

【护考训练】

1. 最易发生骨折的肋骨是
   A. 第1~2肋　　　　　　B. 第2~3肋　　　　　　C. 第4~7肋
   D. 第8~10肋　　　　　　E. 第11~12肋

2. 反常呼吸运动常见于
   A. 多根多处肋骨骨折　　B. 开放性气胸　　　　　C. 闭合性气胸
   D. 张力性气胸　　　　　E. 血胸

3. 张力性气胸最突出的症状是
   A. 极度呼吸困难　　　　B. 气管移位　　　　　　C. 纵隔摆动
   D. 反常呼吸　　　　　　E. 疼痛

4. 气胸病人胸膜腔穿刺排气的部位是
   A. 患侧腋前线第2肋间　　　　　　B. 患侧锁骨中线第2肋间
   C. 患侧腋前线第3、4肋间　　　　　D. 患侧腋后线第4、5肋间
   E. 患侧腋中线与腋后线之间的第6~8肋间

5. 关于胸腔闭式引流护理的描述,**不正确**的是
   A. 水封瓶不能倾斜　　　　　　　　B. 必须保持引流装置的无菌
   C. 排气管直接接负压吸引　　　　　D. 定时挤压引流管,保持引流通畅
   E. 水封瓶内水柱随呼吸波动,提示引流管通畅

6. 急性脓胸的处理**错误**的是
   A. 遵医嘱使用抗生素治疗　　　　　B. 全身支持治疗
   C. 胸膜腔穿刺抽脓　　　　　　　　D. 脓胸开放式引流
   E. 闭式胸膜腔引流术

7. 肺癌病人最常见的早期症状是
   A. 胸痛　　　　　　　　B. 刺激性咳嗽　　　　　C. 呼吸困难
   D. 痰中带血　　　　　　E. 食欲下降、体重减轻

8. 肺癌病人术前护理措施中正确的是
   A. 减少抽烟　　　　　　　　　　　B. 避免腹式呼吸
   C. 保持口腔清洁　　　　　　　　　D. 锻炼浅而快的呼吸
   E. 避免将胸腔引流的方法告知病人以免引起焦虑和恐惧

9. 肺癌病人术后护理措施中**不正确**的是

A. 吸氧　　　　　　　　　　B. 定时给病人叩背

C. 鼓励病人浅快呼吸　　　　D. 鼓励病人咳嗽

E. 一侧全肺切除病人采取患侧1/4侧卧位

10. 食管癌最主要的转移途径是

A. 血行转移　　　　B. 淋巴转移　　　　C. 直接扩散

D. 种植转移　　　　E. 消化道转移

11. 食管癌病人最典型的临床表现是

A. 食管内异物感　　　　　　B. 胸骨后烧灼样、针刺样疼痛

C. 进食哽噎感　　　　　　　D. 进行性吞咽困难

E. 声音嘶哑

12. 食管癌普查最常用的方法是

A. 食管脱落细胞检查　　　　B. 纤维食管镜检查及活检

C. X线食管钡餐造影　　　　D. 超声内镜检查

E. 痰细胞学检查

13. 夏女士,33岁。汽车撞击胸部30分钟入院,病人明显呼吸困难,右侧胸部存在一开放性伤口,并可听到气体进出发出的吸吮样声音。对夏女士采取的紧急处理是

A. 止痛　　　　　　　　　　B. 保持呼吸道通畅

C. 多块棉垫加压包扎　　　　D. 迅速封闭胸壁伤口

E. 胸膜腔穿刺排气

14. 王先生,38岁。右胸外伤后发生肋骨骨折入院,病人明显呼吸困难,面色发绀,右胸壁可见反常呼吸运动。对王先生首先应采取

A. 加压给氧　　B. 气管插管　　C. 胸部探查　　D. 固定胸壁　　E. 气管切开

15. 邓女士,26岁。左侧胸部外伤后出现呼吸困难,面色发绀,气管右移,左侧呼吸音消失并伴有皮下气肿。应初步考虑为

A. 气胸　　　　　　B. 血胸　　　　　　C. 脓胸

D. 肺栓塞　　　　　E. 阻塞性肺炎

16. 孙先生,45岁。胸部被撞伤1小时入院。自觉左胸痛,面色发绀,呼吸急促,左胸部出现反常呼吸运动。最重要的护理评估内容是

A. 血压　　　B. 体温　　　C. 呼吸　　　D. 脉搏　　　E. 意识

17. 丁先生,21岁。肋骨骨折后合并气胸,急诊行胸腔闭式引流术。对胸腔闭式引流护理,下列描述中**不正确**的是

A. 嘱病人勿折叠、扭曲、压迫管道

B. 保持水封瓶长管下端没入水中6~8cm

C. 嘱病人翻身时勿牵拉引流管

D. 指导病人多做深呼吸运动

E. 更换引流瓶时应双重夹闭引流管

18. 付先生,30岁。因张力性气胸入院,行胸腔闭式引流,引流过程中引流管不慎从胸腔脱出,首先应

A. 给病人吸氧　　　　　　　B. 立即报告医生

C. 急送手术室处理　　　　　D. 把脱出的引流管重新插入

E. 立即用手捏闭伤口处皮肤

19. 李先生,45岁。建筑工人,工作时不慎从高空跌落,急诊入院。病人气促,脉搏增快,左侧胸部叩诊呈浊音。怀疑为血胸,最可靠的依据是

  A. 气管移位

  B. 呼吸音减弱或消失

  C. 胸部X线检查示胸膜腔积液

  D. 胸膜腔穿刺抽出不凝固血液

  E. 呼吸困难

20. 肖先生,39岁。患急性脓胸,入院后行胸膜腔穿刺抽脓时发现脓液较稠,抽出困难,进一步处理首选

  A. 粗针头胸膜腔穿刺　　　　　B. 剖胸清除脓性纤维素

  C. 胸腔闭式引流　　　　　　　D. 加大抗生素用量

  E. 雾化吸入

21. 谢女士,60岁。因寒战,发热,咳脓痰3天入院。体检:体温40℃,X线胸片示右肺下叶有大片密度增高影,右侧胸腔积液。体格检查中**不应该有的**体征是

  A. 气管向左侧移位　　　　　　B. 右胸叩诊浊音

  C. 右胸活动度减小　　　　　　D. 右胸肋间隙变窄

  E. 右肺呼吸音减弱

22. 王先生,35岁。慢性脓胸,入院后于全麻下行胸廓成形术,术后胸带加压包扎伤口。该病人术后护理的重点是

  A. 遵医嘱使用抗生素防治感染　　B. 严密观察血压、脉搏变化

  C. 协助病人取患侧卧位　　　　　D. 充分补液

  E. 观察胸带压力是否合适,有无渗血

23. 王先生,65岁。确诊为支气管肺癌,拟行肺叶切除术。术前护理中,**不恰当的**是

  A. 高蛋白、高热量、高维生素饮食

  B. 病人戒烟

  C. 介绍病情及治疗方案

  D. 着重介绍手术治疗费用和术后并发症

  E. 耐心倾听病人对治疗的忧虑

24. 甘女士,52岁。因咳嗽、胸痛、气促半年入院。护士嘱咐病人采集痰标本送检,目的是为了确定病人痰中是否存在

  A. 癌细胞　　　B. 红细胞　　　C. 致病菌　　　D. 白细胞　　　E. 黏液管型

25. 李先生,60岁。支气管肺癌手术切除病灶后准备出院。在进行出院健康指导时,应该告诉李先生必须尽快返院就诊的情况是

  A. 鼻塞流涕　　　B. 痰中带血　　　C. 伤口瘙痒　　　D. 体重增加　　　E. 食欲下降

26. 张先生,62岁。支气管肺癌手术后3天。目前一般情况尚可,但有痰不易咳出。最适宜采取的排痰措施是

  A. 指导病人有效咳嗽排痰　　　　B. 给予叩背

  C. 给予机械震荡　　　　　　　　D. 给予雾化吸入

  E. 给予吸痰

27. 刘先生,47岁。食管癌行手术切除后,护理措施**不正确**的是
    A. 胃肠功能恢复前严格禁食、禁饮　　B. 维持胸腔闭式引流通畅
    C. 雾化吸入促进痰液排出　　　　　　D. 胃管拔除后仍不能立即进食
    E. 胃管脱出应立即重新插入

28. 郑先生,55岁。近1年来,吞咽食物时时常出现哽噎感,伴有胸骨后烧灼样疼痛,遂来院就诊。为明确诊断必须进行的检查是
    A. 食管脱落细胞检查　　　　　　　B. 纤维食管镜检查及活检
    C. X线食管钡餐造影　　　　　　　D. 超声内镜检查
    E. 痰细胞学检查

29. 王先生,63岁。因食管癌入院准备手术。病人现在只能进食米粥之类的食物,护士应指导王先生进食
    A. 高热量、高蛋白、高脂肪半流质
    B. 低热量、低蛋白、低脂肪流质
    C. 高热量、高蛋白、高维生素半流质
    D. 高热量、低蛋白、高维生素半流质
    E. 高热量、高蛋白、高维生素普食

30. 李先生,57岁。食管癌切除、食管胃吻合术后第6天,突然出现高热、寒战、呼吸困难、胸痛,白细胞$20 \times 10^9/L$,应高度怀疑发生了
    A. 肺炎、肺不张　　　B. 吻合口瘘　　　　　C. 吻合口狭窄
    D. 乳糜胸　　　　　　E. 出血

（31~32题共用题干）

吴先生,37岁。胸部受伤急诊入院。经吸氧呼吸困难无好转,有发绀及休克征象。查体见:左胸饱满,气管向右移位,颈部存在皮下气肿,左胸可触及骨擦感,叩之鼓音,听诊呼吸音消失。

31. 吴先生的诊断首先考虑是
    A. 肋骨多发骨折　　　　　　　　B. 肋骨骨折合并开放性气胸
    C. 肋骨骨折合并张力性气胸　　　D. 心脏挫伤
    E. 闭合性气胸

32. 该病人目前最需要的急救处理是
    A. 输血、输液　　　　B. 镇静、吸氧　　　　C. 胸壁固定
    D. 剖胸探查　　　　　E. 胸腔穿刺排气

（33~34题共用题干）

梅女士,22岁。因发热,胸痛,咳嗽约2周,呼吸困难3天入院。体检:体温39.5℃,脉搏124次/分,呼吸32次/分,胸部X线摄片见:第7肋高度有液平面。

33. 最可能的诊断是
    A. 急性脓胸　　B. 慢性脓胸　　C. 脓毒症　　　D. 急性血胸　　　E. 急性肺炎

34. 经胸腔穿刺后,胸液又迅速增多,其适当的处理方法是
    A. 加大抗生素用量　　B. 增加胸穿次数　　　C. 胸腔闭式引流
    D. 全身支持疗法　　　E. 开胸手术清除脓汁

（35~36共用题干）

李先生,60岁。因痰中带血半年入院。入院确诊为原发性支气管肺癌。

35. 对李先生进行护理评估时,下列因素中与肺癌关系最为密切的是
    A. 糖尿病史8年   B. 体重过重
    C. 退休前长期从事司机工作   D. 25年吸烟史
    E. 父亲曾患高血压

36. 李先生进行了肺叶切除术,术后麻醉清醒,血压平稳,此时应采取的体位是
    A. 平卧位   B. 半卧位   C. 患侧卧位
    D. 健侧卧位   E. 头高脚低位

(37~38题共用题干)

范先生,55岁。进行性吞咽困难1个月,现尚能进流质饮食,体检未发现锁骨上淋巴结。

37. 最先应考虑的诊断是
    A. 食管炎   B. 食管癌   C. 食管平滑肌瘤
    D. 食管静脉曲张   E. 贲门失弛缓症

38. 确诊应选择的检查是
    A. 食管镜   B. 胸部及纵隔CT   C. 食管X线钡餐检查
    D. 胸部X线摄片检查   E. 腹部超声波及肝功能检查

(贾 欣)

第十四章 急性化脓性腹膜炎与腹部损伤病人的护理

第一节 急性化脓性腹膜炎病人的护理

【知识清单】

1. 急性腹膜炎是由化脓性**细菌感染**或受**化学性、物理性损伤**等因素引起的腹膜急性炎症。按发病机制可分为**原发性**与**继发性**两类。

2. 原发性腹膜炎临床上较少见,**腹腔内无原发性病灶**。致病菌多为溶血性链球菌、肺炎双球菌或大肠埃希菌。

3. **继发性腹膜炎最常见**。主要致病菌多为**大肠埃希菌**,其次为厌氧拟杆菌和链球菌等。**常见于腹内脏器穿孔或破裂、腹内脏器炎症扩散及腹部手术时腹腔污染**等,临床所称急性腹膜炎多指急性继发性化脓性腹膜炎。

4. 腹痛是最主要的症状,特点为**持续性剧烈疼痛**,难以忍受。此外,还有恶心、呕吐、感染中毒症状等。**腹部压痛、反跳痛和腹肌紧张**,称为**腹膜刺激征**,是腹膜炎的标志性体征。直肠指检如发现**直肠前壁隆起、触痛**,说明盆腔已感染或形成盆腔脓肿。

5. 急性腹膜炎的常见并发症有**腹腔脓肿**(膈下脓肿、盆腔脓肿和肠间脓肿)和**粘连性肠梗阻**。①膈下脓肿:高热、脉快、乏力、厌食等**全身症状严重**;患侧上腹部持续钝痛,深呼吸时加重。脓肿刺激膈肌可引起**呃逆**。检查**患侧季肋区叩痛**,患侧胸部下方呼吸音减弱或消失。X线透视可见**患侧膈肌升高,肋膈角模糊**。②盆腔脓肿:**最常见**,常有典型的**直肠或膀胱刺激症状**,如下腹部坠胀不适、里急后重、便意频繁、粪便带有黏液;尿频、尿急,甚至排尿困难。直肠指检可发现肛管括约肌松弛,**直肠前壁膨隆、有触痛或波动感**。③肠间脓肿:主要有**腹痛或肠梗阻表现**,腹部触诊可触及**境界不清的压痛性包块**。

6. 诊断性腹腔穿刺 根据抽出液的性质来判断病因:①**结核性腹膜炎抽出液为草绿色透明腹水**;②胃、十二指肠溃疡穿孔时,抽出液呈黄色混浊状,无臭味,含食物残渣;③急性**化脓性阑尾炎时,腹穿液呈稀脓性,有臭味**;④绞窄性肠梗阻可抽出血性脓液,臭味重;⑤如是血性渗出液且淀粉酶含量高,提示出血性坏死性胰腺炎的可能;⑥若抽出液为血液,抽出后迅速凝固,则可能误刺入血管;若抽出不凝固血液,说明有腹腔内实质性脏器破裂。难以明确诊断或病因的化脓性腹膜炎而腹腔穿刺无阳性发现者,可行诊断性腹腔灌洗。

7. 对病情较轻或病程较长超过24小时、而且炎症已有局限化趋势以及原发性腹膜炎,可行非手术治疗。手术治疗适用于:①经非手术治疗6~8小时后(一般不超过12小时),**腹膜炎症状和体征不缓解或反而加重者**;②腹腔内原发病变严重者;③出现严重肠麻痹或中毒症状,尤其是有休克表现者;④腹膜炎病因不明,无局限趋势者。

8. 无休克情况下,病人取半卧位,有利于呼吸和循环的改善,有利于腹腔内的炎性渗出物局限于盆腔,减轻中毒症状。休克病人可取休克卧位。

9. 对**诊断不明仍需观察或治疗方案未确定的病人**,应严格执行"四禁":即禁用吗啡、哌替啶类止痛剂,以免掩盖病情; 禁饮食、禁服泻药及禁止灌肠,以免造成感染扩散或病情加重。

10. 术后病情允许,鼓励病人尽早下床活动,防止肠粘连。同时做好腹腔引流护理。

口诀速记:

急性腹膜炎

腹膜炎,好诊断,腹痛呕吐先出现;肌紧压痛反跳痛,合称腹膜刺激征;

原发病灶在腹内,就是继发腹膜炎;病人宜取半卧位,术后早动防粘连。

【难点解析】

腹膜是双向的半透膜,水、电解质、尿素及一些小分子物质能透过腹膜。腹膜具有润滑、防御、修复、渗出和吸收功能,能吸收腹腔内的积液、血液、空气和毒素等。在急性炎症时,腹膜分泌出大量的渗出液,以稀释毒素和减少刺激。在严重的腹膜炎时,可因腹膜吸收大量的毒性物质而引起感染性休克。

第二节 腹部损伤病人的护理

【知识清单】

1. 腹部损伤根据腹壁有无伤口分为开放性和闭合性两大类。腹部损伤的关键是有无腹腔内脏器损伤,开放性损伤中常见受损内脏依次是肝、小肠、胃、结肠、大血管等; 闭合性损伤中常见受损内脏依次是脾、肾、小肠、肝、肠系膜等。

2. 腹腔内脏器损伤分为实质性脏器损伤和空腔脏器损伤。**实质性脏器损伤主要表现为腹腔内或腹膜后出血**,腹痛和腹膜刺激征较轻,但肝、胰破裂时,胆汁和胰液漏入腹腔可出现明显的腹痛和腹膜刺激征。**空腔脏器损伤主要表现为急性弥漫性腹膜炎。**

3. 腹腔穿刺和腹腔灌洗阳性率可达90%以上,对判断腹腔内脏有无损伤和哪一类脏器损伤有很大帮助。

4. 对已确诊腹内脏器损伤者,或在非手术治疗期间病情加重者,应积极准备,尽早手术。对实质脏器破裂所致的大出血应在抗休克同时紧急手术; 空腔脏器破裂病人,一般应在纠正休克的前提下进行手术。

5. 对开放性腹部损伤病人如有**少量肠管脱出**,切勿强行回纳腹腔,可用**清洁敷料覆盖并用碗、盆等加以保护后包扎**,送医院处理; 如果**大量肠管脱出**,则应**及时回纳腹腔**,以免肠系膜血运障碍而导致肠管坏死。

【难点解析】

在腹部损伤病情观察期间,如发现下列情况之一者,应考虑有腹内脏器损伤: ①早期出

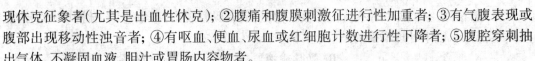

现休克征象者(尤其是出血性休克);②腹痛和腹膜刺激征进行性加重者;③有气腹表现或腹部出现移动性浊音者;④有呕血、便血、尿血或红细胞计数进行性下降者;⑤腹腔穿刺抽出气体、不凝固血液、胆汁或胃肠内容物者。

【护考训练】

1. 预防急性腹膜炎并发膈下脓肿最常用的有效措施是
    A. 早期下床活动　　　B. 大剂量抗生素　　　C. 半卧位
    D. 禁食　　　　　　E. 胃肠减压

2. 原发性腹膜炎的病因是
    A. 腹腔内脏器穿孔　　　B. 腹腔内脏器破裂　　　C. 腹腔内炎症扩散
    D. 病原菌经血行感染　　E. 腹腔手术感染

3. 急性腹膜炎发生休克的主要原因是
    A. 剧烈腹痛　　　　　B. 大量呕吐而失液　　　C. 腹胀使呼吸功能不全
    D. 胃肠道渗出液刺激　　E. 毒素吸收及血容量减少

4. 原发性腹膜炎和继发性腹膜炎的主要区别在于
    A. 腹痛性质　　　　　B. 疾病严重程度　　　　C. 腹肌紧张程度
    D. 病原菌的种类　　　E. 腹腔是否有原发病灶

5. 急性腹膜炎腹痛的特点是
    A. 持续性疼痛,多较剧烈　　　　B. 持续性疼痛阵发性加剧
    C. 腹痛向肩胛部放射　　　　　D. 阵发性绞痛
    E. 钻顶样绞痛

6. 腹部闭合性损伤最常见的内脏损伤是
    A. 脾脏　　　B. 肝脏　　　C. 肾脏　　　D. 胃　　　E. 小肠

7. 腹腔内脏器损伤中,检查时腹膜刺激征**不明显**的是
    A. 膀胱破裂　　　B. 脾破裂　　　C. 胰破裂　　　D. 肠穿孔　　　E. 胃穿孔

8. 护理疑有腹腔内脏器损伤的病人,**错误**的是
    A. 尽量少搬动病人　　　B. 卧床休息　　　C. 注射镇痛剂
    D. 禁食、输液　　　　　E. 应用广谱抗生素

9. 诊断胃肠破裂有意义的检查是
    A. 血常规检查见白细胞计数升高　　　B. X线检查示肠道内有气液平面
    C. 发现积液　　　　　　　　　　　D. X线示膈下游离气体
    E. 腹腔穿刺抽出不凝血

10. 廖先生,50岁。急性腹膜炎行腹腔引流术后5天,出现下腹部坠胀感,大便次数增多,黏液便,伴尿频、尿急、排尿困难等症状。考虑并发
    A. 急性肠炎　　　　　B. 膀胱炎　　　　　C. 膈下脓肿
    D. 盆腔脓肿　　　　　E. 肠祥间脓肿

11. 袁先生,42岁。因溃疡穿孔而出现急性腹膜炎,给予胃肠减压,其作用**不包括**
    A. 减轻肠道积气、积液　　　　B. 减少胃肠道内容物继续流入腹腔
    C. 延缓肠蠕动恢复　　　　　D. 减轻腹胀
    E. 改善肠壁血液循环

12. 男孩,13岁。放牛时不慎腹部被牛角戳伤,有肠管脱出,面色苍白,脉搏130次/分,血压90/69mmHg,以下处理**不妥**的是
    A. 禁食   B. 静脉输液   C. 抗感染
    D. 给氧   E. 为防休克加重,将污染肠管及时回纳腹腔

13. 邱先生,40岁。因车祸发生肝破裂,就诊时血压60/30mmHg,脉率120次/分,病人烦躁不安,面色苍白,四肢湿冷,**不正确**的护理措施是
    A. 吸氧、输液   B. 测每小时尿量   C. 平卧位
    D. 置热水袋保暖   E. 测中心静脉压

14. 马先生,42岁。意外造成多种损伤,现场首先要处理的是
    A. 胸部挫伤   B. 腹壁损伤   C. 股骨干开放性骨折
    D. 肘关节脱白   E. 窒息

(15~17题共用题干)

聂先生,42岁。既往有胃溃疡病史,2小时前突发上腹部疼痛,并迅速波及全腹,伴恶心、呕吐。体检:体温38.2℃,脉搏110次/分,血压110/70mmHg,痛苦面容,腹肌紧张,全腹压痛、反跳痛,诊断为胃溃疡穿孔伴发急性腹膜炎。

15. 诊断聂先生患急性腹膜炎最重要的体征是
    A. 腹胀   B. 腹膜刺激征   C. 肠鸣音减弱
    D. 肝浊音界消失   E. 移动性浊音

16. 给聂先生进行术前护理,**错误**的是
    A. 禁食、禁饮   B. 持续胃肠减压   C. 灌肠通便
    D. 半卧位   E. 维持水、电解质平衡

17. 手术后,预防肠粘连的主要护理措施是
    A. 保持腹腔引流通畅   B. 遵医嘱使用抗生素   C. 及时拔除腹腔引流管
    D. 鼓励病人早期活动   E. 保持有效的胃肠减压

(18~20题共用题干)

李先生,42岁。左季肋部摔伤8小时,血压68/45mmHg,脉搏120次/分,左侧腹部压痛明显,腹肌紧张不明显,疑为外伤性脾破裂。

18. 对李先生的护理,**不妥**的措施是
    A. 给予吗啡止痛   B. 继续观察血压、脉搏   C. 开放静脉通路
    D. 稳定病人情绪   E. 禁食

19. 明确诊断后,应立即采取的措施是
    A. 将病人送往手术室   B. 快速输血输液
    C. 应用升压药物   D. 快速输血输液,同时紧急手术
    E. 严密观察病情变化

20. 为明确诊断,最有意义的检查是
    A. 一般体格检查   B. 尿常规   C. 超声检查
    D. 血生化检查   E. 腹腔穿刺

(康 萍)

第十五章　胃肠疾病病人的护理

第一节　腹外疝病人的护理

1. **腹壁强度降低和腹内压力增高**是腹外疝发病的两个主要原因。

2. 典型的腹外疝**由疝环、疝囊、疝内容物和疝外被盖组成**。通常以疝环所在的部位作为命名依据；**疝内容物以小肠最为多见**，其次是大网膜。

3. 腹外疝有四种病理类型　①易复性疝：**最常见**，疝内容物很容易回纳入腹腔；②难复性疝：病程较长，**疝内容物与疝囊壁发生粘连**，疝内容物不能完全回纳入腹腔；③嵌顿性疝：**疝环较小而腹内压骤然升高时**，疝内容物可强行扩张疝环而进入疝囊，并被弹性回缩的疝环卡住，使疝内容物不能回纳腹腔；④绞窄性疝：在嵌顿疝的基础上疝内容物发生缺血坏死。**嵌顿性疝与绞窄性疝的主要区别是疝内容物是否有血运障碍。**

4. 常见腹外疝的临床特点见表15-1。

表 15-1　常见腹外疝的临床特点

鉴别项目	腹股沟斜疝	腹股沟直疝	股　疝	脐　疝	切口疝
好发人群	儿童及青壮年男性	老年男性	中年妇女	婴儿、中年以上妇女	任何年龄(有腹部手术史)
突出途径	经腹股沟管突出，可进阴囊	由直疝三角突出，不进阴囊	经股环、股管，向卵圆窝突出	脐环	手术切口的瘢痕处
疝块外形	椭圆或梨形，近端呈蒂柄状	半球形，基底较宽	半球形	球形	形态不一
回纳疝块后压住深环	疝块不再突出	疝块仍可突出	—	—	—
嵌顿机会	较多	少见	最多	婴儿极少，成人容易	很少

5. **1岁以内的婴幼儿疝可采用棉束带压迫治疗**，年老体弱或伴有其他严重疾病不能耐受手术者可佩带医用疝带，**嵌顿性疝发病在3~4小时内、没有腹膜刺激征者可先行手法复位**。

6. **手术修补**是治疗腹股沟疝最有效的方法。手术前要消除引起腹内压增高的因素，严格备皮，术前晚灌肠以防止术后腹胀和便秘。术后取平卧位，**膝下垫一软枕，使膝、髋关节微屈**，以降低腹股沟切口张力和减小腹腔内压力。术后一般卧床3~5日。无张力疝修补术后，病人可早期离床活动。**切口部位压沙袋(0.5kg)24小时以减轻渗血，阴囊用丁字带或阴囊托托起，预防阴囊血肿**。

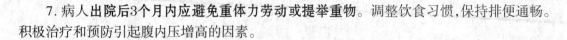

7.病人出院后3个月内应避免重体力劳动或提举重物。调整饮食习惯,保持排便通畅。积极治疗和预防引起腹内压增高的因素。

【难点解析】

体内任何脏器或组织离开原来的部位,通过人体正常的或不正常的的薄弱点或缺损、间隙进入另一部位,均称之为疝。疝常以突出的部位命名,如腹股沟疝、脐疝等。腹股沟疝发生在腹股沟区的薄弱部位:①腹外斜肌在此移行为较薄的腱膜,并在耻骨结节外上方形成腹股沟管浅环;②腹内斜肌与腹横肌的下缘未达到腹股沟韧带的内侧部,该处没有肌肉覆盖;③精索或子宫圆韧带通过腹股沟管形成潜在裂隙;当人体站立时,腹股沟区所承担的腹内压要比平卧时高数倍,因此疝多发生于腹股沟区。

第二节 胃十二指肠溃疡外科治疗病人的护理

【知识清单】

1.胃十二指肠溃疡外科手术适应证 ①溃疡急性穿孔;②溃疡大出血;③瘢痕性幽门梗阻;④胃溃疡恶变;⑤顽固性溃疡。

2.胃大部切除术与迷走神经切断术是治疗胃十二指肠溃疡常用的两种术式。

3.急性穿孔病人表现为突发腹部刀割样剧痛,并很快波及全腹。全腹有压痛、反跳痛,以上腹部明显,腹肌紧张呈板状强直。肝浊音界缩小或消失,肠鸣音减弱消失。

4.急性大出血主要表现为急性呕血及柏油样便。严重者可发生低血容量性休克。

5.瘢痕性幽门梗阻突出症状是呕吐,常发生在晚间或下午,呕吐量大,多为不含胆汁、带有酸臭味的宿食,严重者可引起脱水、低钾低氯性碱中毒。是手术治疗的绝对适应证。术前根据病情给予流质饮食或暂禁食,术前2~3日行胃肠减压,并每晚用温的生理盐水洗胃,以减轻长期梗阻所致的胃黏膜水肿。积极纠正贫血与低蛋白血症及水、电解质、酸碱失衡,改善营养状况。

6.胃镜检查是确诊胃十二指肠溃疡的首选方法。胃十二指肠溃疡穿孔病人,腹部立位X线检查可见膈下新月形游离气体。

7.术后并发症护理 ①吻合口出血:表现为短期内从胃管流出大量鲜血,甚至呕血或黑便。采取禁食,应用止血剂、输鲜血等措施,多可停止。②十二指肠残端瘘:多发生在毕Ⅱ式术后3~6日,表现为右上腹突然发生剧烈疼痛和腹膜刺激征,需立即行十二指肠造瘘与腹腔引流术。③吻合口梗阻:表现为进食后呕吐,呕吐物不含胆汁。一般经禁食、胃肠减压、补液等措施,多可使梗阻缓解。④输入段肠袢梗阻:慢性不完全性输入段梗阻,进食数分钟至30分钟后发生上腹胀痛和绞痛,伴呕吐,呕吐物主要为胆汁,多数可用非手术疗法使症状改善和消失。急性完全性梗阻,突发剧烈腹痛,呕吐频繁,呕吐物量少,不含胆汁,上腹偏右有压痛及包块,随后可能出现烦躁、脉速和血压下降,应及早手术治疗。⑤输出段肠袢梗阻:表现为上腹饱胀、呕吐食物和胆汁,非手术疗法如不能缓解,应立即手术。⑥倾倒综合征:在进食高渗性食物后10~20分钟发生,表现为上腹胀痛不适、心悸、乏力、出汗、头晕、恶心、呕吐以致虚脱,并有肠鸣和腹泻等,平卧几分钟后可缓解。

口诀速记:

溃疡病穿孔

上腹疼痛胃病史,突然剧痛如刀刺;腹肌紧张板状硬,腹透膈下有气体;
减压输液抗感染,手术治疗莫迟疑。

【难点解析】

术后梗阻包括吻合口梗阻、输入段肠袢和输出段肠袢梗阻,后两者见于毕Ⅱ式胃大部切除术。输入段肠袢梗阻有急、慢性两种类型。输出袢系膜悬吊过紧压迫输入袢,或是输入段肠袢过长穿入输出段肠袢与横结肠系膜的间隙孔形成内疝,是造成输入段梗阻的主要原因。输出段肠管因术后粘连、大网膜水肿、炎性肿块压迫形成梗阻,或是结肠后空肠胃吻合缩窄或压迫所致梗阻。

第三节 胃癌病人的护理

【知识清单】

1. 胃癌的病因尚未完全清楚,目前认为**与地域环境及饮食生活因素、幽门螺杆菌(HP)感染、癌前疾病、遗传**等因素有关。

2. **胃癌好发于胃窦部**,其次为胃小弯和贲门部。胃癌的大体分型: ①**早期胃癌**: 指所有仅限于黏膜或黏膜下层的胃癌,不论病灶大小和有无淋巴结转移,主要由胃镜检查发现;②**进展期胃癌**: 癌组织已浸润胃壁肌层为中期胃癌; 达浆膜层或超出浆膜向外浸润至邻近组织或有转移为晚期胃癌。

3. **淋巴转移是胃癌的主要转移途径**,晚期血行转移最常见的是肝转移。

4. 胃癌**早期无明显症状**,部分病人出现上腹部隐痛。病情进展,逐渐出现贫血、消瘦、**体重进行性减轻**。晚期病人呈恶病质。贲门部和高位小弯部癌,**可出现进食梗阻感**。体检早期可仅有上腹部深压痛,中晚期病人可扪及上腹部肿块。

5. **纤维胃镜是诊断早期胃癌的有效方法**; **粪便隐血试验常呈持续阳性**,可常用于普查和高危人群筛选检查。

6. **早期发现、早期诊断和早期治疗**是提高胃癌疗效的关键。**手术是治疗胃癌首选的方法**,辅以化疗、放疗及免疫治疗等以提高疗效。

7. 加强营养护理,术前给予**高蛋白、高热量、高维生素、低脂肪、易消化和少渣**的食物。对不能进食者,遵医嘱给予静脉营养。

8. **术后饮食** 肠蠕动恢复后拔除胃管,当日少量饮水,第2日可进半量流质饮食,每次50~80ml,第3日进全量流食,每次100~150ml,**第4日可进半流质饮食**,如稀饭等,**第10~14日可进软食**。注意少量多餐,少食产气食物,忌生、冷、硬和刺激性食物。

【难点解析】

引流胃的区域淋巴结有16组,依据它们距胃的距离,可分为3站。第一站为胃旁淋巴结,按照贲门右、贲门左、胃小弯、胃大弯、幽门上、幽门下淋巴结的顺序编为1~6组。7~16组淋巴结原则上按照动脉分支排序分别为胃左动脉旁、肝总动脉旁、腹腔动脉旁、脾门、脾动脉旁、肝十二指肠韧带内、胰后、肠系膜上动脉旁、结肠中动脉旁、腹主动脉旁淋巴结。胃癌由原发部位经淋巴网向第一站（N_1）胃周淋巴结转移，继之癌细胞随支配胃的血管，沿血管周围淋巴结向心性转移至第二站（N_2），并可向更远的第三站（N_3）转移。

口诀速记：

胃 癌

中年人，要注意，胃癌发病占第一；好发部位在胃窦，早期症状无特异；
腹痛类似溃疡病，明确诊断靠病理；淋巴转移最常见，晚期血行肝转移；
手术治疗为首选，早期提高生存率。

第四节　急性阑尾炎病人的护理

【知识清单】

1. **阑尾管腔阻塞**是急性阑尾炎最常见的病因，多由淋巴滤泡增生引起；细菌入侵也是其发病的重要因素。

2. 急性阑尾炎的病理类型可分为急性单纯性阑尾炎、急性化脓性阑尾炎、急性坏疽性或穿孔性阑尾炎、阑尾周围脓肿四种。

3. **转移性右下腹痛和右下腹固定压痛**是急性阑尾炎的典型表现，压痛点通常位于**脐与右髂前上棘连线中外1/3交界处**，即麦氏点。

4. **结肠充气试验（Rovsing征）阳性**有助于诊断；**腰大肌试验（psoas征）阳性**常提示阑尾位于盲肠后；**闭孔内肌试验（obturator征）阳性**提示阑尾位置靠近闭孔内肌；直肠指检发现**直肠前壁膨隆并有触痛**提示盆腔位阑尾炎或阑尾穿孔伴盆腔脓肿。

5. 几种特殊类型阑尾炎　①**小儿急性阑尾炎**：小儿阑尾壁薄，管腔小，梗阻后易发生血运障碍，**引起坏疽和穿孔**；腹肌薄弱，使右下腹**体征不明显、不典型**；大网膜发育不全，炎症**易扩散**，并发症和病死率较高。应早期手术治疗。②**老年人急性阑尾炎**：老年人痛觉迟钝，防御功能减退，致腹痛不明显，体征不典型；体温和白细胞升高均不明显，**临床表现轻，而病理改变重**，容易延误诊断和治疗。应早期手术治疗。③**妊娠期急性阑尾炎**：子宫逐渐增大，盲肠被推向外上方，**阑尾位置和压痛点上移**；大网膜常被增大的子宫推向一侧，使炎症不易局限；炎症刺激易诱发流产或早产，甚至**威胁孕妇生命安全**。应由外科和妇产科医生联合，决定处理方案。

口诀速记：

急性阑尾炎

管腔阻塞易发病，腹痛转移并固定；麦氏点处有压痛，坏死穿孔也毙命。

6. **阑尾切除术**是绝大多数急性阑尾炎的首选治疗方法。**阑尾周围脓肿**应先使用抗生素控制症状,一般3个月后再行手术切除阑尾。

7. 急性阑尾炎病人**宜取半卧位**; 术后鼓励病人尽早下床活动,促进肠蠕动恢复,防止肠粘连。

8. 术后并发症的预防和护理　①腹腔内出血: 常发生在术后24小时内,应严密观察; ②**切口感染:** 是术后最常见的并发症,常发生在术后3~5日; ③腹腔脓肿: 术后5~7日体温升高,或下降后又上升,并有腹痛、腹胀、腹部包块或排便排尿改变等; ④粘连性肠梗阻; ⑤粪瘘。

【难点解析】

1. 阑尾动脉为无侧支的终末动脉,当血运障碍时易**致阑尾坏死、穿孔**。

2. 由于阑尾静脉经肠系膜上静脉流入门静脉,炎症扩散若发生门静脉炎可出现寒战、高热和轻度黄疸。

第五节　肠梗阻病人的护理

【知识清单】

1. **机械性肠梗阻是临床上最常见的肠梗阻**。主要原因是肠腔堵塞、肠管受压、肠壁病变。

2. 动力性肠梗阻为神经反射异常或毒素刺激造成的肠运动紊乱,**无器质性肠腔狭窄**。包括肠麻痹和肠痉挛。

3. 血运性肠梗阻是由于**肠管血运障碍**,引起肠失去蠕动能力,肠内容物停止运行。见于肠扭转、肠套叠和肠系膜血管栓塞或血栓形成等。

4. 肠梗阻的症状主要有**腹痛、呕吐、腹胀、肛门停止排便排气**(表15-2)。

表 15-2　不同类型肠梗阻的临床表现

类型	腹痛	腹胀	呕吐	肛门排便排气
机械性	阵发性绞痛	低位梗阻明显	高位:早而频繁,量少 低位:晚而少,量多	高位:早期可有
麻痹性	全腹胀痛	均匀性全腹胀	呈溢出性	无
绞窄性	持续剧痛	不对称	可为血性或棕褐色液体	可排出血性黏液样便

5. 不同类型肠梗阻的腹部体征见表15-3。

表 15-3　不同类型肠梗阻的腹部体征

类型	视	触	叩	听
机械性	肠型和蠕动波	轻度压痛	鼓音	肠鸣音亢进,有气过水声或金属音
麻痹性	全腹膨隆	全腹压痛	鼓音	肠鸣音减弱或消失
绞窄性		固定压痛和腹膜刺激征	腹腔有渗液时,可有移动性浊音	

6. **粘连性肠梗阻**主要在腹部手术、腹腔内炎症、创伤、出血、异物等**引起肠粘连**的基础上发生。

7. 小肠扭转多见于**青壮年**,**饱食后剧烈运动**引起,表现为**脐周剧烈绞痛**,常牵涉到腰背

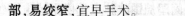

部,易绞窄,宜早手术。

8. 肠套叠好发于2岁以下的婴幼儿,典型表现为**阵发性腹痛、果酱样血便和腊肠形肿块**。诊断首选X线空气或钡剂灌肠检查。起病48小时内,治疗首选空气灌肠复位。

9. 肠梗阻发生4~6小时后,腹部立位或侧卧位X线平片可见多个阶梯状气液平面及胀气**肠袢**。绞窄性肠梗阻,可见孤立、突出胀大的肠袢,且不受体位、时间的影响。

10. 肠梗阻最重要的非手术治疗措施是**胃肠减压**,通过胃肠减压吸出胃肠道内的积气积液,**减轻腹胀**,降低肠腔压力,改善肠壁血液循环,同时**减少肠内细菌和毒素**,有利于改善局部和全身情况。

11. 手术治疗的病人术后应早期活动,以利肠功能恢复,防止肠粘连。

【难点解析】

非手术治疗期间,出现下列情况者应高度怀疑发生绞窄性肠梗阻的可能:①起病急,腹痛持续而固定,呕吐早而频繁。②腹膜刺激征明显,体温升高、脉搏增快、血白细胞升高。③病情发展快,感染中毒症状重,休克出现早或难纠正。④腹胀不对称,腹部触及压痛包块。⑤移动性浊音或气腹征(＋)。⑥呕吐物、胃肠减压物、肛门排泄物或腹腔穿刺物为血性。⑦X线显示孤立、胀大肠袢,不因时间推移而发生位置的改变,或出现假肿瘤样阴影。

第六节 直肠肛管良性疾病病人的护理

【知识清单】

1. 痔可按其发生的部位分为**内痔、外痔**和**混合痔**。

2. 内痔 **最多见**。位于齿状线上方,由直肠上静脉丛扩张、迂曲而成,**表面覆盖直肠黏膜**。主要表现为便血和痔核脱出。可分为四期(表15-4)。

表 15-4 各期内痔表现特点

分期	身体状况
Ⅰ期	便时出血,**痔核不脱出肛门外**
Ⅱ期	便时出血,量大甚至喷射而出;**便时痔核脱出,便后自行还纳**
Ⅲ期	偶有便血,腹内压增高时**痔核脱出,不能自行还纳**,需用手辅助才能还纳;继发感染时可有疼痛;痔核嵌顿于肛门外时疼痛剧烈
Ⅳ期	偶有便血,痔核长期脱出于肛门外,不能还纳或还纳后又立即脱出

3. 外痔 位于齿状线下方,表面覆盖肛管皮肤。主要表现为肛管皮下的局限性隆起,多有肛门不适、潮湿、有时伴局部瘙痒。若形成血栓性外痔,有剧痛,排便、咳嗽时加剧,在肛门表面可见红色或暗紫色硬结。

4. 混合痔 同一部位内、外痔融合而形成,兼有内、外痔的共同特点。

5. 肛裂 **长期便秘,粪便干结,排便时机械性创伤**是肛裂形成的直接原因。典型表现为**疼痛(规律性的排便时疼痛和排便后疼痛)、便秘、出血**;前哨痔、肛裂与肛乳头肥大常同时存

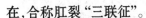

在,合称肛裂"三联征"。

6. 直肠肛管周围脓肿 绝大部分由**肛腺感染**引起,少数可继发于外伤、肛裂或痔的药物注射治疗等。①**肛门周围皮下脓肿:最常见,位置表浅,以局部症状为主**。主要表现为肛周持续性跳痛,局部红肿,压痛明显,脓肿形成可有波动感。②坐骨肛管间隙脓肿:寒战、发热等**全身感染症状明显**。有的病人**可出现排尿困难和里急后重**,肛门局部从持续性胀痛逐渐加重为显著性跳痛。③**骨盆直肠间隙脓肿:持续高热、寒战等全身感染症状严重**而局部仅有直肠坠胀感、便意不尽等,直肠指诊有深压痛和波动感。

7. 肛瘘 常为**直肠肛管周围脓肿的并发症**。表现为**隐痛不适、瘘口排脓、肛周瘙痒**,直肠指检内口处轻压痛,可触及硬结样内口及条索状瘘管。

8. 非手术疗法护理 ①预防便秘:指导病人多饮水,多吃富含纤维素的蔬菜、水果;**避免辛辣、刺激性食物**,不饮烈性酒;养成每日定时排便的习惯。②肛门坐浴:**坐浴能增进血液循环以促进炎症吸收**,可缓解括约肌痉挛以减轻疼痛,可清洁肛门而起到良好的清洁消炎作用。指导病人用1:5000高锰酸钾溶液3000ml坐浴,控制**水温在43~46℃,每日2~3次,每次20~30分钟**。③指导病人坚持做肛门保健操。④对有剧烈疼痛的病人,可于肛管内注入消炎止痛的药膏或栓剂。

9. 手术前护理 ①手术前3日进少渣饮食,手术前1日进流质饮食,手术当日早晨禁食;②手术前应排空粪便,手术日晨清洁灌肠;③做好手术野皮肤准备,保持肛门皮肤清洁;④直肠肛管检查的体位:**侧卧位适用于年老体弱者,膝胸位适用于较短时间的检查,截石位常用于手术治疗,蹲位适用于检查内痔脱出或直肠脱垂**。

10. 手术后护理 ①手术后一般不严格限制饮食,第1日进流质饮食,2~3日内进少渣饮食;②平卧位或侧卧位;③注意敷料染血情况,以及血压、脉搏、呼吸变化,警惕内出血;④手术后一般不控制排便,病人有便意时尽快排便,保持排便通畅;**一般在7~10日内禁忌灌肠**;⑤保持局部清洁,肛门伤口要每天换药,**每次排便后,先坐浴,再换药**;⑥术后尿潴留并发症的护理:**手术后24小时内病人因手术和麻醉刺激,切口疼痛或不习惯床上排尿而引起尿潴留**。若发生急性尿潴留,**常可采用诱导排尿或针刺等方法**,适当使用止痛剂;在排除出血的情况下,可作局部热敷,起床排尿或拔除肛内填塞的敷料,都可缓解括约肌痉挛而有利于排尿;**在多种方法都不能解除尿潴留时才考虑导尿**。

【难点解析】

1. 痔是直肠下端黏膜下和肛管皮肤下的静脉丛淤血、扩张和迂曲所形成的静脉团。由于直肠上静脉丛属门静脉系统,且无静脉瓣膜,又位于门静脉系的最低处,静脉回流困难;直肠上、下静脉丛壁薄,位置表浅,且缺乏周围组织支持,易于形成静脉扩张。

2. 慢性肛裂因反复损伤与感染,裂口边缘增厚纤维化,底部肉芽组织苍白。肛裂常为单发的纵行、梭形溃疡或感染裂口。裂口上端的肛瓣和肛乳头水肿,形成肥大乳头;下端皮肤因炎症水肿及静脉、淋巴回流受阻,形成袋状皮垂突出于肛门外,由于体检时先见此皮垂后见肛裂,故称"前哨痔"。

3. 肛腺开口于肛窦,而肛窦开口向上,便秘、腹泻时易引发肛窦炎累及肛腺。肛腺形成脓肿后可蔓延至直肠肛管周围间隙,从而形成不同部位的脓肿。直肠肛管周围脓肿破溃或切开后易形成肛瘘。病理过程中,脓肿形成是直肠肛管周围炎症的急性期,而肛瘘则是慢性期。

第七节 结、直肠癌病人的护理

【知识清单】

1. 结、直肠癌是发生在结肠和直肠的恶性肿瘤，**在我国直肠癌比结肠癌发病率略高。**

2. 直、结肠癌的发病与**高脂肪、高蛋白和低纤维饮食**有一定相关性；癌前疾病如家族性肠息肉，结、直肠慢性炎症如溃疡性结肠炎等，其发病率高于一般人群。

3. **淋巴转移是结、直肠癌的主要转移途径。**血行转移多见于肝，其次为肺、骨等。也可直接浸润邻近器官和腹腔种植转移。

4. **排便习惯与粪便性状的改变**是结肠癌**最早出现的症状**，表现为大便次数增多、腹泻与便秘交替出现，粪便带脓血或黏液等。腹痛常为**持续性、定位不清的隐痛**，晚期呈现慢性低位性不完全性肠梗阻时，则腹痛加剧、甚至出现阵发性绞痛。**右半结肠癌常以贫血、消瘦、腹部肿块为主要表现。左半结肠癌以肠梗阻、便秘、腹泻、便血等症状为主。**

5. **直肠刺激症状**是直肠癌癌肿溃烂或感染时刺激直肠所致，表现为便意频繁及排便习惯改变，肛门坠胀、里急后重和排便不尽感；**粪便表面带血及黏液，甚至脓血便。血便是直肠癌病人最常见的早期症状。**肿瘤增大致肠腔变窄时，表现为粪便变形、变细。

6. **大便隐血试验**可作为大规模普查或高危人群的初筛手段；**直肠指诊是诊断直肠癌最简便有效的方法；内镜检查是确诊结、直肠癌最有效、可靠的方法；血清癌胚抗原（CEA）测定**对评估病人预后和复发有一定的帮助。

7. 结肠癌根治术是治疗结肠癌的主要方法；**经腹直肠癌切除术（Dixon手术）**适用于腹膜返折以上（距肛缘5cm以上）的直肠癌，可保留肛门；**腹会阴联合直肠癌根治术（Miles手术）**适用于腹膜返折以下的直肠癌，不保留肛门，在病人左下腹做永久性结肠造口（人工肛门）。

8. **肠道准备** 是术前护理的重点。①控制饮食：术前2~3日进流质饮食，有肠梗阻者应禁食、补液；②清洁肠道：常在术前2~3日给予口服缓泻剂如液状石蜡20~30ml或硫酸镁15~20g，以加速排出肠内容物，术前1日晚和术日晨做清洁灌肠，**灌肠宜选用细肛管，轻柔插入，禁用高压灌肠，避免癌细胞扩散；**③抑制肠道细菌：术前2~3日起，口服肠道不吸收的抗生素，如新霉素、甲硝唑等，以抑制肠道细菌；因控制饮食及服用肠道杀菌剂，致维生素K合成和吸收减少，故病人术前应补充维生素K；④其他准备：直肠癌病人术前2日每晚用0.02%高锰酸钾溶液坐浴，女病人同时作阴道冲洗。

9. 术后病情稳定取半卧位；肛门排气或结肠造口开放后解除胃肠减压，进流质饮食，1周后可进软食，2周左右可进普食（食物应选用营养丰富、易消化吸收的少渣饮食）；术后常规留置导尿管，Miles手术后留置1~2周。

10. **结肠造口（人工肛门）护理** 为术后护理的重点。①结肠造口开放前，及时更换渗湿的敷料，以防浸渍皮肤；②术后2~3日造口开放后，取左侧卧位，用塑料薄膜将腹部切口与造口隔开，及时清理流出的粪便，用温水洗净并消毒造口的皮肤，造口周围皮肤涂氧化锌软膏保护；③病人起床活动时，协助病人佩戴造口袋，选择袋口合适的造口袋，**造口袋内充满1/3粪便时，应及时更换；**④若发生便秘，可用液状石蜡或肥皂水经结肠造口行低压灌肠，注意插入造口内的肛管不要超过10cm，防止肠管损伤、甚至穿孔。

11. 指导病人出院后扩张造口，早期2~3个月内，每1~2周自戴手套，用示指和中指深入造口内，扩张结肠造口1次。

直 肠 癌

直肠癌,脓血便,排便习惯也改变;手术根治效果好,辅助放疗和化疗;
低位肛门人工造,心理护理很重要;术前肠道清干净,造口护理要细心。

【难点解析】

1. 临床病理分期　普遍采用Dukes分期法。

A期:癌肿浸润深度限于肠壁内,未超出浆肌层,无淋巴结转移。

B期:癌肿超出浆肌层,亦可侵入浆膜外或周围组织,但尚能整块切除,无淋巴结转移。

C期:癌肿侵犯肠壁全层,伴有淋巴结转移。

D期:癌肿已侵犯邻近脏器且有远处转移。

2. 术前肠道准备　①传统肠道准备。②全肠道灌洗法:于术前12~14小时开始,口服温度为37℃左右等渗电解质溶液(用氯化钠、碳酸氢钠、氯化钾配制)6000ml,灌洗全程约3~4小时,引起容量性腹泻,以清洁肠道。年老体弱及心、肾功能障碍者不宜选用。③口服甘露醇肠道准备法:术前1日午餐后0.5~2小时内口服5%~10%甘露醇约1500ml。高渗性甘露醇口服后可吸收肠壁水分,促进肠蠕动,起到有效腹泻而达到清洁肠道的作用。但甘露醇经肠道细菌酵解产气,术中使用电刀可能引起爆炸。对年老体弱,心、肾功能不全者禁用。

3. 会阴部切口护理　①早期保持会阴部清洁,观察会阴部伤口外层敷料是否清洁干燥,如有渗湿应及时更换。②做好骶前引流管护理,Miles术式会阴部残腔大,术后渗血、渗液较多,应注意骶前引流管负压吸引,保持通畅;观察记录引流液的量和性质;术后5~7日引流液减少时可拔除引流管;拔除引流管后每日2次用温热0.02%高锰酸钾溶液坐浴。③遵医嘱常规使用抗生素。

4. Dixon术后护理　病人常有排便次数增多或排便失禁,应指导调整饮食,注意饮食卫生,进行肛管括约肌舒缩训练,便后清洁肛门,并涂抹氧化锌软膏以保护肛周皮肤。

【护考训练】

1. 护理巨大疝修补术后病人时,错误的是

　A. 及时处理大便秘结　　　　　　　B. 切口部位压沙袋

　C. 咳嗽时注意保护切口　　　　　　D. 术后3个月内避免重体力劳动

　E. 鼓励病人早期下床活动

2. 切口疝最主要的发病原因是

　A. 营养不良　　　　　B. 切口感染　　　　　　C. 放置引流物时间过长

　D. 术后咳嗽、腹胀　　E. 切口血肿

3. 腹外疝的发病因素中最重要的是

　A. 妊娠　　　　　　　B. 长期便秘　　　　　　C. 慢性咳嗽

　D. 排尿困难　　　　　E. 腹壁强度降低

4. 溃疡病急性穿孔非手术治疗期间最重要的措施是

    A. 半卧位   B. 补液   C. 应用抗生素

    D. 胃肠减压   E. 全身支持治疗

5. 预防胃大部切除术后倾倒综合征的措施中**错误**的是

    A. 少食多餐   B. 避免过咸、过浓流质   C. 宜进高糖、低蛋白饮食

    D. 宜进低糖、高蛋白饮食   E. 避免过甜、过浓流质

6. 幽门梗阻病人长期呕吐可引起的水电解质酸碱失衡类型是

    A. 低氯低钾代谢性碱中毒   B. 低氯高钾代谢性碱中毒

    C. 低氯低钾代谢性酸中毒   D. 高氯低钾代谢性酸中毒

    E. 高氯高钾代谢性碱中毒

7. 胃十二指肠溃疡穿孔的腹痛性质是

    A. 持续性刀割样疼痛   B. 阵发性疼痛   C. 持续性疼痛阵发性加剧

    D. 钻顶样绞痛   E. 持续性胀痛

8. 胃癌最好发的部位是

    A. 胃小弯   B. 贲门部   C. 胃窦部   D. 胃底部   E. 胃体部

9. 胃癌的主要转移途径是

    A. 直接蔓延   B. 血行转移   C. 种植转移   D. 淋巴转移   E. 沿肠管转移

10. 关于小儿急性阑尾炎临床特点的描述，**不正确**的是

    A. 常伴高热   B. 右下腹症状体征很典型

    C. 极易穿孔   D. 呕吐早而重

    E. 宜尽早手术

11. 引起急性阑尾炎的最重要病因是

    A. 胃肠道功能紊乱   B. 细菌感染   C. 阑尾腔梗阻

    D. 阑尾发育不良   E. 感冒

12. 粘连性肠梗阻最常见的原因是

    A. 先天性肠管发育异常   B. 胎粪性腹膜炎   C. 腹部损伤

    D. 腹腔手术   E. 腹腔内肿瘤

13. 单纯性机械性肠梗阻的临床特点是

    A. 阵发性腹痛伴肠鸣音亢进   B. 持续性绞痛，频繁呕吐

    C. 持续性剧痛，腹胀不对称   D. 持续性胀痛，肠鸣音消失

    E. 腹胀明显，肛门停止排气

14. 直肠肛管疾病护理评估时常用且有效的辅助检查方法是

    A. 肛门视诊   B. 直肠指诊   C. 直肠镜

    D. 纤维全结肠镜   E. 乙状结肠镜

15. 肛门坐浴的作用**不包括**

    A. 能增进局部血液循环   B. 促进炎症吸收

    C. 缓解肛门括约肌痉挛   D. 清洁作用

    E. 有止血作用

16. 结肠癌病人术前需几日开始服用肠道抗生素

    A. 1日   B. 2日   C. 3日   D. 4日   E. 5日

17. 左半结肠癌的主要症状是

A. 腹痛　　　　　　　B. 腹部包块　　　　　　C. 肠梗阻

D. 恶心、呕吐　　　　E. 排便习惯及粪便性状改变

18. 邓先生,60岁。6小时前负重物时,发生右侧斜疝嵌顿。提示疝内容物已发生缺血坏死,应做好急诊手术前准备的临床表现是

A. 疝块增大,不能回纳　　　　　　B. 局部有剧烈疼痛

C. 疝块紧张发硬,有触痛　　　　　D. 阵发性腹痛伴呕吐

E. 全腹有压痛,肌紧张

19. 赖先生,55岁。患右侧腹股沟斜疝,1小时前背重物时疝块突然增大、不能回纳,疝块紧张发硬伴疼痛和压痛。考虑其可能是

A. 易复性疝　　B. 难复性疝　　C. 滑动性疝　　D. 嵌顿性疝　　E. 绞窄性疝

20. 郑先生,69岁。右侧腹股沟斜疝嵌顿2小时,经手法复位成功,留院观察重点是

A. 疝块有无再次嵌顿　　B. 呼吸、脉搏、血压　　C. 腹痛、腹膜刺激征

D. 呕吐、腹胀、发热　　　E. 疝块部位红、肿、痛

21. 赖女士,45岁。行毕Ⅱ式胃大部切除术后第1天,查房时见:胃管内吸出咖啡色胃液约200ml,正确的处理是

A. 继续观察,不需特殊处理　　　　B. 输血

C. 应用止血药　　　　　　　　　　D. 胃管内灌注冰盐水

E. 马上做好手术止血准备

22. 温先生,45岁。行毕Ⅱ式胃大部切除术后第8天,突然上腹部剧痛,呕吐频繁,每次量少,不含胆汁,呕吐后症状不缓解。查体:上腹部偏右有压痛。考虑并发

A. 吻合口梗阻　　　　　B. 倾倒综合征　　　　　C. 十二指肠残端破裂

D. 输入段肠袢梗阻　　　E. 输出段肠袢梗阻

23. 黄女士,35岁。消化性溃疡病反复发作多年,突然出现剧烈腹痛,腹肌紧张呈板状腹,最可能的诊断是

A. 急性胆囊炎　　B. 溃疡病穿孔　　C. 脾破裂　　　D. 急性胰腺炎　　E. 肾破裂

24. 萧大妈,50岁。胃大部切除术后2周,每餐进食10~20分钟后出现上腹饱胀、恶心呕吐,头晕,心悸,出汗,腹泻等。应考虑并发

A. 吻合口炎症　　　　　B. 吻合口梗阻　　　　　C. 倾倒综合征

D. 低钾血症　　　　　　E. 代谢性酸中毒

25. 朱先生,46岁。有胃溃疡病史近10年,近2个月疼痛加剧且失去节律性,无呕吐,服用多种抑酸剂不能缓解。查体:腹部平软,上腹部轻压痛,可扪及质硬的肿块。为确诊疾病应首选

A. 大便隐血试验　　　　B. X线钡餐检查　　　　C. 幽门螺杆菌检查

D. 胃液分析　　　　　　E. 胃镜检查

26. 牛先生,53岁。因近期进食后梗阻感,体重进行性下降入院,诊断为贲门部癌。护士对其饮食指导中,**错误**的是

A. 少食多餐　　　　　　B. 半流质饮食　　　　　C. 高热量饮食

D. 低蛋白饮食　　　　　E. 高维生素饮食

27. 刘奶奶,60岁。胃癌,血压130/90mmHg,中度贫血,消瘦。术前准备**不是**必要的项目是

A. 纠正贫血　　　　　　B. 每日洗胃　　　　　　C. 改善营养状态

D. 心理护理　　　　　E. 术前各项常规检查

28. 王先生,60岁。3个月来感上腹部隐痛、饱胀、食欲减退,进行性消瘦。近1周呕吐多次,排黑便。门诊胃镜检查确诊胃窦部癌。实施胃大部切除术,术后处理中**不妥**的是
　　A. 禁饮食,胃肠减压　　B. 可用镇痛药　　　　C. 进行饮食指导
　　D. 加强营养支持　　　　E. 大量用抗生素,预防感染

29. 蔡先生,34岁。急性化脓性阑尾炎行阑尾切除术后6天,体温又升高至39.5℃,并有下腹痛、腹泻,排出黏液便,里急后重感。最可能是并发了
　　A. 膈下脓肿　　　　　　B. 肠间脓肿　　　　　C. 盆腔脓肿
　　D. 切口感染　　　　　　E. 术后内出血

30. 李女士,40岁。因急性化脓性阑尾炎行阑尾切除手术后2天,病人出现寒战、高热、轻度黄疸,肝大。可能是出现了
　　A. 并发胆道感染　　　　B. 急性胰腺炎　　　　C. 门静脉炎
　　D. 传染性肝炎　　　　　E. 脓毒症

31. 马先生,20岁。急性化脓性阑尾炎行阑尾切除手术后第1天,护士嘱其下床活动,其最主要的目的是
　　A. 有利于伤口愈合　　　B. 预防血栓性静脉炎　　C. 防止肠粘连
　　D. 预防肺不张　　　　　E. 预防压疮

32. 谢女士,30岁。脐周疼痛7小时,伴恶心、呕吐,体温38.5℃,右下腹有压痛及腹肌紧张,血白细胞数为$15×10^9/L$,最可能为
　　A. 急性化脓性阑尾炎　　　　B. 右侧输尿管结石
　　C. 急性坏疽性阑尾炎　　　　D. 胃十二指肠溃疡穿孔
　　E. 急性胆囊炎

33. 1岁女婴,阵发性哭闹半天,1小时前排果酱样大便一次,该患儿可能的诊断是
　　A. 急性阑尾炎　　　　　B. 肠蛔虫症　　　　　C. 肠套叠
　　D. 肠扭转　　　　　　　E. 肠道畸形

34. 邱先生,20岁。午餐后打篮球时出现腹部持续性剧烈疼痛、腹胀,呕吐物为胃内容物,含少量血性液体,口渴,烦躁不安,中腹部可扪及压痛包块,移动性浊音阳性,肠鸣音减弱,血白细胞$13.4×10^9/L$,发病后未排便排气。该病人考虑为
　　A. 急性胃炎　　　　　　B. 急性阑尾炎　　　　C. 乙状结肠扭转
　　D. 小肠扭转　　　　　　E. 肠套叠

35. 廖女士,36岁。腹痛、腹胀、呕吐、无肛门排气排便2天。查体:腹膨隆,肠鸣音亢进。既往有胆道手术病史。为进一步明确诊断,行腹平片检查,最符合廖女士影像学检查的是
　　A. 膈下游离气体　　　　　　B. 巨大孤立肠袢
　　C. 高密度钙化影　　　　　　D. 阶梯状排列气液平面
　　E. 右膈肌抬高

36. 胡先生,41岁。阵发性腹痛、腹胀、呕吐、肛门未排气排便2天。查体:腹膨隆,全腹有压痛,肌紧张,肠鸣音亢进。曾因车祸行脾切除术。腹平片示"多个阶梯状排列的气液平面",诊断为急性肠梗阻。在非手术治疗过程中不宜采取的护理措施是
　　A. 禁食、胃肠减压　　　　B. 给予半坐卧位　　　C. 腹部热敷以减轻疼痛
　　D. 密切观察病情　　　　　E. 根据脱水情况调节补液速度

37. 彭先生,40岁。内痔4年。护士为其制订预防便秘的措施中,**不妥**的是
    A. 多饮水 　　　　B. 多吃新鲜蔬菜 　　　　C. 忌辛辣食物
    D. 每天定时排便 　　　　E. 每晚温水坐浴

38. 赖女士,39岁。血栓性外痔剥离术后,护士指导其最合适的卧位是
    A. 俯卧位 　　B. 侧卧位 　　C. 头低足高 　　D. 半坐位 　　E. 中凹位

39. 谢先生,40岁。反复发生排便后肛门处剧烈疼痛2年。检查:肛门口见一椭圆形肿块,有明显触痛,应首先考虑为
    A. 直肠息肉脱出 　　　　B. 肛周脓肿 　　　　C. 前哨痔
    D. 内痔脱出嵌顿 　　　　E. 血栓性外痔

40. 王女士,43岁。排便时肛门滴血,有痔核脱出,便后自行回纳,属于
    A. Ⅰ期内痔 　　　　B. Ⅱ期内痔 　　　　C. Ⅲ期内痔
    D. Ⅳ期内痔 　　　　E. 血栓性外痔

41. 由先生,50岁。患直肠癌拟行Miles手术,咨询结肠造口的管理,下列解释**错误**的是
    A. 造瘘口周围皮肤涂氧化锌软膏 　　B. 造瘘口开放后取右侧卧位
    C. 备有3~4个肛袋交替使用 　　D. 粪便成形后可不用肛袋
    E. 排便规律后可不用肛袋

42. 林女士,48岁。反复发生黏液稀便、腹泻、便秘交替4个月,脐周及下腹部隐痛不适。腹平软,脐右侧扪及一质硬、表面高低不平的肿块,粪便隐血试验(+)。入院准备手术治疗,手术前肠道准备,**不妥**的是
    A. 手术前3日起进少渣半流质饮食 　　B. 手术前2日起进流质饮食
    C. 手术前3日起口服肠道抗生素 　　D. 手术前3日起口服维生素K
    E. 手术前3日起每晚灌肠

43. 邓先生,56岁。3个月前出现粪便表面有时带血及黏液,大便次数增多,体重下降4kg。入院后在全麻下行Miles手术,术后护理**不妥**的是
    A. 指导病人学会人工肛门护理 　　B. 保护腹部切口不使其污染
    C. 用氧化锌软膏保护造口周围皮肤 　　D. 必要时以手指扩张造口,以防狭窄
    E. 应坚持长期使用肛袋

44. 吴女士,40岁。6个月前无明显诱因出现粪便表面有时带血及黏液,伴大便次数增多,体重下降6kg。入院后准备行Dixon手术,术前护理正确的是
    A. 术前2~3日半流质饮食
    B. 术前2~3日清洁灌肠
    C. 术前2~3日口服肠道吸收的抗生素
    D. 术日晨口服缓泻剂
    E. 术前2~3日肛门坐浴和阴道冲洗

(45~47题共用题干)
蔡先生,29岁。5年来站立、咳嗽等腹内压增高时右腹股沟区反复出现包块,平卧安静时包块明显缩小或消失。10小时前因提重物而包块又出现,伴腹痛、呕吐、肛门排气排便停止。体检示右阴囊红肿,可见一梨形肿块,平卧后包块也不消失。

45. 蔡先生最可能的诊断是
    A. 嵌顿性腹股沟斜疝 　　B. 嵌顿性腹股沟直疝 　　C. 绞窄性股疝

D. 睾丸鞘膜积液　　　　E. 睾丸扭转

46. 蔡先生最有效的治疗措施是
    A. 试行手法复位　　　　B. 应用止痛剂　　　　C. 静脉补液纠正酸碱失衡
    D. 紧急手术　　　　　　E. 热敷、抗生素治疗

47. 腹外疝术后,对蔡先生正确的健康指导是
    A. 24小时后可床边散步　　　　B. 2天后可户外散步
    C. 半个月后可恢复轻体力工作　D. 不从事体力劳动
    E. 3个月内不宜从事重体力劳动

(48~50题共用题干)

季先生,30岁。因十二指肠溃疡并发瘢痕性幽门梗阻,反复呕吐宿食,消瘦,皮肤干燥,弹性差。入院后经充分术前准备,在硬脊膜外麻醉下行胃大部切除术。

48. 季先生入院时的首优护理诊断是
    A. 心排血量减少　　　　B. 体液不足　　　　C. 组织灌注量改变
    D. 活动无耐力　　　　　E. 知识缺乏

49. 可减轻胃黏膜水肿,有利于术后吻合口愈合的护理措施是
    A. 心理护理
    B. 皮肤准备
    C. 术前2~3日每晚用温的生理盐水洗胃
    D. 备血、皮试
    E. 术前用药

50. 术后若发生胃肠吻合口出血,最常见的表现是
    A. 脉搏细速,血压下降　　　　B. 烦躁不安,面色苍白
    C. 尿量减少,四肢湿冷　　　　D. 头晕、心悸、出冷汗
    E. 胃管内吸出大量血液

(51~53题共用题干)

毛先生,50岁。以上腹部疼痛、食欲缺乏伴呕吐、体重减轻主诉就诊。胃镜检查示胃窦部小弯侧可见一直径4cm肿块。

51. 该病人诊断,考虑最可能是
    A. 胃癌　　B. 胃息肉　　C. 胃溃疡　　D. 萎缩性胃炎　　E. 胃平滑肌瘤

52. 该病人护理诊断"营养失调"与下列因素有关,除外
    A. 食欲缺乏　　　　　　　　B. 营养摄入不足
    C. 呕吐　　　　　　　　　　D. 肿瘤生长消耗大量能量
    E. 营养知识缺乏

53. 毛先生首选的治疗方法是
    A. 口服助消化药　　　　B. 口服止痛药　　　　C. 静脉补充营养
    D. 化疗　　　　　　　　E. 手术治疗

(54~56题共用题干)

居先生,36岁。转移性右下腹痛6小时,右下腹有固定的压痛点,疾病诊断为急性阑尾炎,准备手术治疗。

54. 怀疑阑尾位置盲肠后位时的特殊检查是

A. 直肠指检　　　　　B. 闭孔内肌试验　　　　C. 结肠充气试验

D. 右下腹触诊　　　　E. 腰大肌试验

55. 急诊手术前护理,正确的是

A. 可肌注止痛药物　　　　　B. 肥皂水灌肠通便

C. 禁食12小时后再手术　　　D. 使用抗生素后3小时再手术

E. 指导病人平卧

56. 手术后24小时内,最常见的并发症是

A. 盆腔脓肿　　B. 切口感染　　C. 腹腔内出血　　D. 门静脉炎　　E. 切口裂开

(57~59题共用题干)

罗先生,40岁。两天来阵发性脐周疼痛,恶心,伴频繁呕吐,有明显口渴,尿少。查体:脉搏96次/分,血压100/70mmHg,轻度腹胀,见肠型,脐右侧有轻压痛,肠鸣音亢进。五年前曾行阑尾切除术。诊断为粘连性肠梗阻,采用禁食、胃肠减压、输液及应用抗生素等非手术治疗。

57. 病人的体位应取

A. 平卧位　　　　　B. 半坐卧位　　　　C. 侧卧位

D. 去枕平卧位　　　E. 头低足高位

58. 非手术治疗最重要的护理措施是

A. 密切观察病情　　B. 应用解痉剂　　　C. 保持有效的胃肠减压

D. 输液,应用抗生素　　E. 详细记录出入液量

59. 停止胃肠减压最主要的指征是

A. 腹痛减轻　　B. 腹胀解除　　C. 呕吐停止　　D. 肛门排气　　E. 未见肠型

(60~62题共用题干)

李爷爷,70岁。长期大便干燥,近2周来,排便时疼痛伴出血。经检查:肛管皮肤全层裂开,形成溃疡,诊断为肛裂。采用坐浴等非手术治疗。

60. 该病人做直肠肛管检查时最合适的体位是

A. 蹲位　　　B. 左侧卧位　　C. 右侧卧位　　D. 膝胸位　　E. 截石位

61. 该病人肛门坐浴的水温应为

A. 23~26℃　　B. 33~36℃　　C. 43~46℃　　D. 53~56℃　　E. 63~66℃

62. 该病人肛门坐浴的时间应为

A. 10~15分钟　　B. 15~20分钟　　C. 20~30分钟　　D. 30~40分钟　　E. 43~46分钟

(63~65题共用题干)

王爷爷,73岁。腹泻、便秘交替出现,脓血便3个月余。体检:心肺正常,右侧腹部触及4cm×5cm×3cm大小的肿块,肿块表面高低不平,质地坚硬,活动度小。初步诊断为结肠癌。

63. 该病人入院后行结肠镜检查,应选用

A. 左侧卧位　　　B. 右侧卧位　　C. 截石位　　　D. 蹲位　　　E. 膝胸位

64. 病人行结肠癌根治术,切下肿块病理检查发癌肿侵入浆膜层,但未发生淋巴结转移,属Dukes改良分期的

A. A期　　　B. B期　　　C. C_1期　　　D. C_2期　　　E. D期

65. 该病最常见的转移途径为

A. 直接蔓延　　B. 胸腔种植　　C. 淋巴转移　　D. 血运转移　　E. 远处转移

(康 萍 杨 环 马玉儿)

第十六章 肝胆胰疾病病人的护理

第一节 门静脉高压症病人的护理

【知识清单】

1. **门静脉高压症**是指门静脉血流受阻、血液淤滞,引起门静脉系统压力增高,继而出现脾大及脾功能亢进、胃底食管下段静脉曲张破裂出血、腹水等一系列表现的疾病。

2. 主要病因是**肝炎后肝硬化**。

3. 典型表现为**脾大和脾功能亢进、呕血和黑便、腹水**等。

4. **腹水形成的原因** ①门静脉系毛细血管床的滤过压升高; ②肝功能不全,清蛋白合成障碍,血浆胶体渗透压降低; ③肝功能不全时,醛固酮和抗利尿激素灭活障碍,使近端肾小管钠的重吸收增加。

5. **食管胃底曲张静脉破裂出血**是门静脉高压症病人常见的危急并发症。

6. 辅助检查血常规可见**全血细胞减少**,肝功能出现异常,**食管吞钡X线检查**食管轮廓呈虫蚀样改变、出现蚯蚓样或串珠状负影。

7. 治疗方法包括非手术和手术治疗。非手术疗法除针对原发病肝硬化的内科保守治疗外,其他包括**补充血容量、药物止血、内镜治疗、三腔二囊管压迫止血**等措施。手术治疗包括**分流术、断流术**等。

8. 护理措施 ①心理护理; ②充分休息、适当活动; ③加强营养,保护肝功能; ④观察出血倾向,预防上消化道出血; ⑤做好三腔二囊管压迫止血的护理; ⑥为预防分流术后血管吻合口破裂出血,术后48小时内取平卧位或低半卧位,避免过多活动,一般术后卧床1周,保持排便、排尿通畅,下肢应适当抬高。

9. 健康指导 特别注意做好饮食管理,**禁忌烟酒和粗糙、干硬、过热及刺激性强的食物**,以预防上消化道出血。

口诀速记:

门静脉高压症

门脉高压为继发,病因多是肝硬化。呕血黑便和腹水,脾功亢进脾肿大。

轻者保守重手术,止血三腔管插下。分流术后晚活动,预防出血不会差。

【难点解析】

分流术是选择肝门静脉系和腔静脉系的主要血管进行手术吻合,使压力较高的肝门静脉血分流入腔静脉,从而降低门静脉压力,预防上消化道出血。常用手术方式有门-腔静脉分流术、脾-腔静脉分流术、脾-肾静脉分流术、肠系膜上-下腔静脉分流术等。

第二节　原发性肝癌病人的护理

【知识清单】

1. 原发性肝癌简称肝癌,是指发生于肝细胞和肝内胆管上皮细胞的癌。

2. 病因尚未明确,可能与以下因素有关:①**肝硬化**:肝癌合并肝硬化的发生率比较高;②**病毒性肝炎**:肝癌病人常有病毒性肝炎后肝硬化的病史;③**黄曲霉毒素**;④其他:如**亚硝胺、饮酒、遗传**等。

3. **早期表现主要为肝区疼痛**,随着病变的发展可出现全身和消化道症状,如乏力、消瘦、食欲减退和腹胀,肝脏肿大为中、晚期病人最常见的主要体征。

4. 辅助检查中,实验室检查最重要的是血清**甲胎蛋白(AFP)**测定。影像学检查有B超、CT、MRI检查,以及选择性肝动脉造影等。

5. 早期诊断,早期采用以手术为主的综合治疗,是**提高疗效的关键。手术治疗是目前首选和最有效的方法**。可以采用**部分肝切除术**,也可进行肝移植术。其他可用在超声引导下经皮穿刺行微波、射频、冷冻、无水乙醇注射等治疗;亦可经肝动脉和门静脉区域化疗。

6. 护理措施　①一般护理包括改善营养状况、维持体液平衡、做好疼痛的护理及其他护理如术前放置胃管、备血等;②病情观察包括手术前注意观察有无肝癌破裂出血等并发症,术后监测体温、脉搏、呼吸、血压等生命体征,保持腹腔引流通畅,严密观察腹腔引流的量和性状,注意有无内出血、肝性脑病、胆瘘、上消化道出血等并发症;③治疗配合注意做好保肝治疗、改善凝血功能、预防肝性脑病、预防感染、引流管、经肝动脉和(或)门静脉区域化疗等的护理。

7. 健康指导　注意防治肝炎;不吃霉变食物;肝癌高危人群,应定期进行B超、AFP检查;指导术后病人适当活动,注意休息,定期复查。

第三节　胆道疾病病人的护理

【知识清单】

1. 胆道疾病包括胆石症、胆道感染、胆道蛔虫病以及胆道的肿瘤和畸形等,而以前两者多见。

2. 胆石按成分可分为胆固醇结石、胆色素结石和混合性结石三种。按其所在的部位,可分为胆囊结石、肝外胆管结石和肝内胆管结石。

3. 急性胆囊炎的病理类型　包括:①急性单纯性胆囊炎;②急性化脓性胆囊炎;③急性坏疽性胆囊炎。致病菌以**大肠埃希菌最为**常见。胆道梗阻导致的胆汁淤积,排空受阻是**胆道系统炎症的基本原因**。

4. 急性梗阻性化脓性胆管炎(AOSC),或称急性重症胆管炎(ACST),是由于各种原因造成胆管梗阻和狭窄,使胆汁排出不畅、淤滞,继发感染。常形成**胆源性脓毒症或感染性休**

克。其原因最常见为**胆管结石**,其次是胆道蛔虫、胆管狭窄、胆管及壶腹部肿瘤等。致病菌以大肠埃希菌为多见。

5. 胆道蛔虫病是肠道蛔虫上行钻入胆道后造成的,**多见于儿童和青少年**。

6. 常见胆道疾病的临床特点

(1)胆囊结石与胆囊炎:①部分胆囊结石病人可无症状,在B超检查时被偶然发现,称为无症状胆囊结石。②急性胆囊炎:约95%的病人伴有胆囊结石,主要表现是**胆绞痛**,疼痛可**向右肩背部放射**,伴有恶心、呕吐、发热等症状,体格检查可出现墨菲(Murphy)**征阳性**。

> **口诀速记:**
>
> ### 胆 囊 结 石
>
> 胆囊结石多女性,症状有重也有轻。轻者终生无感觉,重者发生胆绞痛。
> 可以并发胆囊炎,查体典型墨菲征。无症病人可观察,手术可用腹腔镜。

(2)胆管结石与胆管炎:①肝外胆管结石与急性胆管炎,当结石阻塞胆管并继发感染时,出现典型的**夏柯(Charcot)三联征**,即**腹痛、寒战高热、黄疸**。②肝内胆管结石与胆管炎,肝内胆管结石常与肝外胆管结石并存,其临床表现与肝外胆管结石相似。当胆管梗阻和感染仅发生在部分肝叶、段胆管时,病人可无症状,或仅有轻微的肝区和患侧胸背部胀痛。③急性梗阻性化脓性胆管炎病人有**腹痛、寒战高热、黄疸、休克、中枢神经系统抑制**表现,称为**雷诺(Reynolds)五联征**。

(3)胆道蛔虫病:表现特点为**"症征不符"**,症状重而体征较轻。主要症状是病人**突发性剑突下钻顶样剧烈绞痛**,可向右肩背部放射,坐卧不安,大汗淋漓;常伴恶心、呕吐。疼痛可反复发作。病人体征轻微,可在剑突下或右上腹有轻度深压痛。

7. **B超**是普查和诊断胆道疾病的**首选方法**。其他检查方法包括CT检查、经皮肝穿刺胆管造影、内镜逆行胰胆管造影、胆道镜检查、胆道造影及MRI、MRCP检查等。

8. 胆囊结石与胆囊炎的治疗**首选腹腔镜下胆囊切除术**。

9. 肝外胆管结石以手术治疗为主,其原则是手术中尽可能取尽结石,解除胆道狭窄和梗阻,去除感染病灶,手术后保持胆汁引流通畅,预防结石复发。常用手术方法有:①胆总管切开取石、T管引流术;②胆肠吻合术。

10. 肝内胆管结石应采取以手术为主的综合治疗。

11. **AOSC需紧急手术**,解除胆道梗阻并引流,从而有效地降低胆管内压力,改善病情。

12. **胆道蛔虫病以非手术治疗为主**,包括解痉镇痛,可用阿托品或山莨菪碱,必要时加用哌替啶;利胆驱虫,可口服食醋、中药乌梅汤,也可经胃管注入氧气驱虫;应用抗生素防治感染。手术采用胆总管切开探查、T管引流术。

> **口诀速记:**
>
> ### 胆道蛔虫病
>
> 胆道蛔虫儿童多,症状很重体征轻。钻顶样痛有间歇,上腹轻度深压痛。
> B超检查是首选,保守治疗多能行。解痉镇痛抗感染,症状缓解再驱虫。

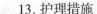

13. 护理措施

（1）一般护理：①有腹膜炎者如不伴有休克,宜取半卧位。术后早期取平卧位,在血压平稳后取半卧位。②胆道疾病病人应**给予低脂、高糖、高维生素的易消化饮食**。肝功能较好**者可给富含蛋白质的饮食**。③黄疸病人出现皮肤瘙痒时,可外用炉甘石洗剂止痒,温水擦浴。④手术前做好备皮、药物皮试、配血等必要的术前准备。

（2）注意观察病人生命体征及神志、腹部症状和体征。

（3）治疗配合：①遵医嘱应用抗生素控制感染；②胆绞痛发作的病人,遵医嘱给予解痉止痛药物,常用哌替啶、阿托品,**禁用吗啡**,因其能使Oddi括约肌痉挛,加重胆道梗阻。

14. T管引流的护理要点 ①妥善固定；②保持引流通畅,如有阻塞,应用无菌生理盐水缓慢冲洗,不可用力推注；③观察、记录胆汁量及性状,**正常胆汁呈深绿色或棕黄色,较清晰,无沉淀物。颜色过淡或过于稀薄,说明肝功能不佳；混浊表示有感染；有泥沙样沉淀物,说明有残余结石**；④注意观察病人全身情况,如**病人体温下降,大便颜色加深,黄疸消退,说明胆道炎症消退,胆汁能顺利进入肠道**；⑤T管一般**放置2周左右,如无特殊情况可以拔管。拔管前必须先试行夹闭引流管1~2日,观察病人有无腹痛、发热、黄疸等表现。若出现以上现象,表示胆总管下端仍有阻塞,暂时不能拔管,应开放T管继续引流。**

15. 健康指导 ①注意自我监测,出现腹痛、发热、黄疸等情况时,及时到医院就诊。②病人带T管出院时,应指导病人自我护理,定期复查。

【难点解析】

腹腔镜胆囊切除术（LC）病人的护理：

1. 术前准备 LC入路多在脐部附近,术前应做好皮肤准备,特别注意脐周的清洁,以预防感染。LC术中需将二氧化碳注入腹腔,形成人工气腹,保证手术视野清晰,避免损伤周围组织。二氧化碳可弥散入血而导致高碳酸血症,故术前应让病人进行呼吸功能训练,戒烟,避免感冒,防止呼吸道并发症的发生。

2. 术后护理 术后禁食6小时。术后24小时内,饮食以无脂流质、半流质为主,逐步过渡至低脂普食。术后常规给予低流量吸氧,鼓励病人深呼吸及有效咳嗽,促进体内二氧化碳排出,防止高碳酸血症的发生。

第四节　胰腺癌病人的护理

【知识清单】

1. 胰腺癌是消化系统较常见的恶性肿瘤,其发病率有增高趋势。好发于40岁以上的男性。多发于**胰腺头部**。

2. 病因不明。可能与**吸烟**及遗传因素等有关。

3. 临床表现 ①**上腹疼痛、不适**,是常见的**首发症状**；②可出现消化道症状,如食欲缺乏、腹胀、消化不良、腹泻或便秘；③**黄疸**是因肿瘤压迫或浸润胆总管所致,**一般呈进行性加重**；④消瘦和乏力,晚期可出现恶病质；⑤腹部肿块,位于上腹部,形态不规则,大小不一,质硬,固定,可伴有压痛。

4. 辅助检查 ①实验室检查可有癌胚抗原及胰胚抗原增高；②B超检查可发现胰腺占

位肿块,胆管、胰管扩张,胆囊肿大等;③CT、MRI、MRCP检查;④ERCP检查。

5. **手术治疗为首选**。胰头癌的根治性手术为**胰头十二指肠切除术**。

6. 护理措施

(1)一般护理:①营养支持:术前**给予高热量、高蛋白、高维生素饮食**,必要时采取肠外营养支持。术后给予静脉输液,维持水、电解质和酸碱平衡;根据需要适当补给全血、血浆或清蛋白等;②对症护理:皮肤瘙痒者,可用止痒药物涂抹,避免指甲抓伤皮肤。疼痛者给予有效止痛护理;③术前安置胃管,做好其他常规术前准备的护理。

(2)病情观察:术后密切观察体温、脉搏、呼吸、血压等生命体征的变化,监测尿量、血常规、肝肾功能,注意意识和黄疸的变化,**注意监测血糖**、尿糖和酮体变化。

(3)治疗配合:①改善肝功能;②控制糖尿病;③预防感染;④做好引流护理;⑤注意做好术后可能发生的并发症护理,如消化道出血、腹腔内出血、胰瘘、胆瘘、继发性糖尿病、切口感染等。

7. 健康指导   40岁以上病人,出现持续性上腹痛、闷胀、食欲减退,应及时到医院就诊;病人出院后如出现消化不良、腹泻等,多是由于胰腺切除后,剩余胰腺功能不足所致,适当应用胰酶可减轻症状。

第五节   肝脓肿病人的护理

一、细菌性肝脓肿

【知识清单】

1. 细菌性肝脓肿最常见的**致病菌为大肠埃希菌**。多继发于胆道及肠道感染。

2. 典型表现为**寒战、高热、肝区疼痛和肝肿大**。可发生胸部感染、心包积液、急性腹膜炎、上消化道出血等并发症。

3. 辅助检查血常规可见白细胞计数增高,中性粒细胞比例增高;影像学检查包括X线、B超、CT检查;可在肝区压痛最剧烈处穿刺,**抽出脓液即可证实为肝脓肿**。

4. 治疗原则为加强全身支持疗法,应用足量、有效抗生素控制感染。脓肿形成后,可在B超引导下穿刺抽脓或置管引流,如疗效不佳应手术切开引流。

5. 护理   ①高热病人及时应用物理降温;镇静止痛;加强营养;②加强对生命体征和胸、腹部情况的观察,注意脓肿是否破溃引起急性腹膜炎、膈下脓肿等严重并发症;③应用抗生素护理;若发生感染性休克时,实施各项抢救护理工作;④做好引流护理。

6. 健康指导   解释引流管的意义和注意事项;嘱病人出院后加强营养,定期复查。

二、阿米巴性肝脓肿

【知识清单】

1. 阿米巴性肝脓肿是**肠道阿米巴病最常见的并发症**。

2. 阿米巴原虫从结肠溃疡处**经门静脉**、淋巴管或直接侵入肝内。原虫产生溶组织酶,导致肝细胞坏死,液化的组织和血液形成脓肿。

3. 阿米巴性肝脓肿与细菌性肝脓肿的鉴别见表16-1。

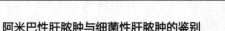

表 16-1 阿米巴性肝脓肿与细菌性肝脓肿的鉴别

鉴别点	阿米巴性肝脓肿	细菌性肝脓肿
病史	有阿米巴痢疾史	常继发于胆道感染或其他化脓性疾病
症状	起病较缓慢、病程较长,可有高热或不规则发热	起病急骤,**全身中毒症状明显**,有寒战、高热
体征	肝大显著,可有局限性隆起	肝大不显著,多无局限性隆起
脓肿	较大,多为单发,多见于肝右叶	较小,常为多发性
脓液	大多**为棕褐色,无臭味**,镜检**可找到阿米巴滋养体**;若无混合感染,涂片和培养无细菌	多为**黄白色脓液**,涂片和培养可发现细菌
血液化验	白细胞计数可增加;若无混合感染,血细菌培养阴性;血清学阿米巴抗体检测阳性	白细胞计数及中性粒细胞可明显增加,血液细菌培养可阳性
粪便检查	部分病人可**找到阿米巴滋养体或包囊**	无特殊发现
治疗	抗阿米巴药物治疗,必要时手术	抗生素治疗,必要时手术

【护考训练】

1. 在我国,引起门静脉高压症的最常见原因是
   A. 门静脉先天畸形   B. 门静脉血栓形成   C. 门静脉炎
   D. 肝硬化   E. 肿瘤压迫

2. 门静脉高压症病人,在门静脉和腔静脉的交通支中,临床意义最大的是
   A. 食管下段及胃底交通支   B. 肛管及直肠下段交通支
   C. 腹前壁交通支   D. 腹膜后交通支
   E. 肠系膜血管交通支

3. 原发性肝癌在我国的高发区是
   A. 东北地区   B. 西北地区   C. 西南地区
   D. 中部地区   E. 东南沿海地区

4. 原发性肝癌最常见的组织学类型是
   A. 混合型   B. 胆管细胞型   C. 肝细胞型   D. 结节型   E. 弥漫型

5. 胆固醇结石多见于
   A. 胆总管   B. 胆囊   C. 左肝管   D. 右肝管   E. 肝内胆管

6. 急性胆囊炎最常见的致病菌为
   A. 大肠埃希菌   B. 肠球菌   C. 铜绿假单胞菌
   D. 溶血性链球菌   E. 金黄色葡萄球菌

7. 胆道手术后放置T管的时间一般至少是
   A. 2天   B. 5天   C. 1周   D. 2周   E. 1个月

8. 出现夏柯三联征的胆道疾病是
   A. 慢性胆囊炎   B. 肝外胆管结石并发胆管炎
   C. 肝内胆管结石   D. 胆道蛔虫病
   E. 急性结石性胆囊炎

9. 胰腺癌多发生于胰腺的
   A. 头部   B. 体部   C. 尾部

    D. 全胰腺　　　　　　　　E. 体部和尾部

10. 胰腺癌病人最早出现的症状常是

    A. 上腹疼痛不适　　　　B. 食欲缺乏、消化不良　　　C. 腹部肿块

    D. 消瘦和乏力　　　　　E. 发热

11. 细菌性肝脓肿最常见的致病菌为

    A. 大肠埃希菌　　　　　B. 金黄色葡萄球菌　　　　C. 铜绿假单胞菌

    D. 厌氧链球菌　　　　　E. 类杆菌

12. 细菌性肝脓肿的感染途径主要是

    A. 胆道　　　　　　　　B. 肝动脉　　　　　　　　C. 门静脉

    D. 邻近脏器感染　　　　E. 开放性肝损伤

13. 王先生,45岁。因肝硬化并门静脉高压症入院手术,行门-腔静脉分流术。术后对该病人的护理措施**不妥**的是

    A. 限制蛋白质摄入　　　B. 做好保肝治疗的护理　　C. 应用抗生素预防感染

    D. 鼓励早期下床活动　　E. 做好病人心理护理

14. 李先生,48岁。因门静脉高压症入院,拟行门-腔静脉分流术治疗。其术前护理**错误**的是

    A. 注意休息　　　　　　　　　B. 高热量、低脂、适量蛋白饮食

    C. 常规放置胃管　　　　　　　D. 避免干硬及刺激性饮食

    E. 注意纠正贫血

15. 王女士,55岁。因肝硬化致门静脉高压症入院治疗。护士对其进行饮食指导,下列饮食正确的是

    A. 高热量、高脂、高蛋白　　　　B. 高热量、低脂、高蛋白

    C. 高热量、高脂、适量蛋白　　　D. 低热量、高脂、高蛋白

    E. 高热量、低脂、适量蛋白

16. 朱先生,47岁。因门静脉高压症入院进行手术治疗,行门-腔静脉分流术。为预防术后内出血,要求病人卧床时间一般为

    A. 2天　　　　　B. 5天　　　　　C. 1周　　　　　D. 2周　　　　　E. 1个月

17. 林先生,45岁。有慢性肝炎病史10余年,疑原发性肝癌就诊。原发性肝癌病人最早出现的表现常是

    A. 全身乏力　　　　　　B. 肝区疼痛不适　　　　　C. 食欲缺乏

    D. 腹部肿块　　　　　　E. 黄疸

18. 王先生,48岁。因原发性肝癌入院治疗。原发性肝癌早期首选的治疗方法一般是

    A. 手术　　　B. 化疗　　　C. 放疗　　　D. 免疫治疗　　　E. 中医治疗

19. 胡女士,45岁。进食高脂肪餐后出现右上腹痛1天。既往有胆囊结石病史,因无症状,未行特殊治疗。入院查体:体温38.7℃,Murphy征阳性。首先应考虑为

    A. 急性胰腺炎　　　　　B. 急性胆管炎　　　　　　C. 急性胆囊炎

    D. 急性阑尾炎　　　　　E. 急性胃肠炎

20. 冯先生,60岁,患胆石症5年。2天前因腹痛、寒战、高热和黄疸来诊,经门诊用抗生素、输液等治疗无效,收入院进一步治疗。今日护理中,发现病人意识不清,血压80/55mmHg。应考虑为

A. 急性坏疽性胆囊炎 　　　　B. 胆总管结石

C. 急性梗阻性化脓性胆管炎 　　D. 胆道蛔虫病

E. 胆囊穿孔伴腹膜炎

21. 男孩,11岁。突然出现上腹部钻顶样剧痛,伴恶心、呕吐。疼痛间歇发作。既往有肠道蛔虫病史。查体:右上腹深压痛,无反跳痛及腹肌紧张。应首先考虑是

A. 胆囊结石 　　　　B. 急性胆囊炎 　　　　C. 胆道蛔虫病

D. 胆管结石 　　　　E. 急性胆管炎

22. 王女士,42岁。因饱餐后右上腹阵发性绞痛2小时入院,诊断为急性胆囊炎。下列关于急性胆囊炎临床特点的描述**错误**的是

A. 进油腻饮食后容易发病 　　　B. 右上腹持续性疼痛,阵发性加重

C. 疼痛常放射致右肩背部 　　　D. 墨菲征阳性

E. 多数病人伴有黄疸

23. 张阿姨,50岁。因右上腹痛1天入院。入院诊断为急性胆囊炎。急性胆囊炎致病菌的主要来源是

A. 由肠道至胆道 　　　B. 淋巴管道 　　　C. 邻近脏器

D. 经门静脉而来 　　　E. 经动脉系统而来

24. 张阿姨,52岁。因腹痛、发热伴皮肤、巩膜黄染入院,查体:血压70/55mmHg,神志不清。诊断为急性梗阻性化脓性胆管炎。其最可能是由

A. 胆囊炎所致 　　　B. 胆管结石所致 　　　C. 胆囊结石所致

D. 胰头癌所致 　　　E. 胰腺炎所致

25. 王阿姨,39岁。因胆石症入院手术治疗,行胆总管切开取石加T管引流术。术后T管护理**不妥**的一项

A. 更换引流袋要注意无菌操作 　　B. 保持引流通畅

C. 观察记录胆汁的性质及量 　　　D. T管一般留置2周

E. T管造影通畅即可拔管

26. 康先生,46岁。因胆石症行胆道手术后,T管引流2周,拔管前先试夹管1~2天。在夹管期间,应注意观察

A. 体温、血压、食欲 　　B. 腹痛、血压、体温 　　C. 腹痛、呕吐、体温

D. 黄疸、血压、腹痛 　　E. 腹痛、体温、黄疸

27. 郅女士,50岁。右上腹痛1天,体温39℃,巩膜黄染。B超示胆总管结石。为警惕急性梗阻性化脓性胆管炎,病情观察中要特别注意

A. 体温、面色 　　B. 血压、神志 　　C. 腹部体征

D. 恶心、呕吐 　　E. 血白细胞计数

28. 亓先生,42岁。反复出现右上腹痛伴发热,经B超检查,确诊为肝内胆管结石。其结石的主要成分最可能为

A. 草酸盐 　　B. 胆固醇 　　C. 胆盐 　　D. 胆色素 　　E. 磷酸钙

29. 李先生,46岁。上腹疼痛不适、食欲缺乏3个月入院,B超检查胰头部有一2.0cm×2.5cm的肿块。诊断为胰腺癌。治疗方法首选

A. 放疗 　　B. 化疗 　　C. 手术治疗 　　D. 中医治疗 　　E. 免疫疗法

30. 王先生,48岁。因上腹部疼痛不适伴黄疸2个月入院,诊断为胰腺癌。拟行手术治疗。

术前需特别注意补充的维生素是

    A. 维生素A   B. 维生素B_1 C. 维生素C   D. 维生素D   E. 维生素K

31. 冷先生,36岁。因急性阑尾炎入院,入院后拒绝手术,予以抗感染治疗后,出现右上腹疼痛,肝肿大,肝区叩击痛明显。实验室检查:白细胞数20×10^9/L,中性粒细胞比例0.90。B超检查示肝占位病变。考虑为细菌性肝脓肿。其主要临床症状是

    A. 恶心、呕吐   B. 寒战、高热,肝肿大伴疼痛

    C. 局部皮肤凹陷性水肿   D. 出现黄疸

    E. 右膈升高,运动受限

32. 钱先生,42岁。高热、右上腹痛7天。B型超声波和CT检查提示肝脓肿,曾有胆道感染病史。引起肝脓肿的最可能原因是

    A. 化脓性阑尾炎   B. 胰腺炎   C. 细菌性心内膜炎

    D. 胃溃疡穿孔   E. 胆道感染

（33~34题共用题干）

李先生,60岁。因肝硬化伴门静脉高压症入院手术治疗,行脾切除加门-腔静脉分流术。

33. 关于其术前饮食护理,**不妥**的是

    A. 高热量   B. 高蛋白   C. 低脂肪

    D. 高维生素   E. 忌辛辣饮食

34. 关于其术后护理,**错误**的是

    A. 密切观察病情变化   B. 卧床1周,预防内出血

    C. 应用抗生素预防感染   D. 应用维生素K预防出血

    E. 做好腹腔引流管的护理

（35~36题共用题干）

强先生,65岁。有肝硬化病史20年。近2个月来出现右上腹部隐痛不适,B超检查发现肝内有3cm的占位性病变。

35. 为进一步明确诊断,应首选的实验室检查是

    A. 甲胎蛋白测定   B. 癌胚抗原测定   C. 碱性磷酸酶测定

    D. 乳酸脱氢酶测定   E. 酸性磷酸酶测定

36. 该病人确诊为原发性肝癌,行肝部分切除术。下列术后护理措施,**不妥**的是

    A. 密切观察病情   B. 鼓励尽早下床活动

    C. 适当应用抗生素   D. 适量补液,维持体液平衡

    E. 做好引流管的护理

（37~38题共用题干）

肖阿姨,45岁。有胆管结石病史5年。1天前突然出现上腹部疼痛,伴寒战、高热及黄疸,以胆管结石并急性胆管炎收入院。因病人不同意手术,暂行非手术治疗。

37. 下列护理措施,**不妥**的是

    A. 物理降温   B. 应用抗生素   C. 密切观察病情

    D. 输液   E. 疼痛严重时用吗啡止痛

38. 在非手术治疗期间,病人突然出现神志不清,血压下降,脉搏细速。此时对病人的正确处理是

    A. 抗休克同时行急症手术   B. 单纯行抗休克治疗

　　C. 暂不处理,进一步观察病情　　　　D. 给予吸氧、输液等对症处理

　　E. 向家属说明病情,进一步检查

（39~40题共用题干）

　　邵女士,38岁。聚餐后突发右上腹阵发性绞痛,向右肩部放射,恶心、呕吐。查体:墨菲征阳性。实验室检查:血白细胞数11.5×10^9/L,血淀粉酶正常。

39. 为明确诊断,下一步首选的检查是

　　A. B超　　　　　B. CT　　　　　C. PCT　　　　　D. MRCP　　　　　E. ERCP

40. 诊断明确后,对病人行保守治疗。下列护理措施错误的是

　　A. 营养支持　　　　　　　　B. 解痉止痛

　　C. 流质饮食　　　　　　　　D. 应用抗生素

　　E. 纠正水、电解质及酸碱平衡失调

（马文宝）

第十七章　外科急腹症病人的护理

【知识清单】

1. 外科急腹症是指以**急性腹痛**为主要表现,需要**早期诊断和紧急处理**的腹部外科疾病。具有**起病急**、**病情重**、**发展迅速**、**病情多变**等特点,一旦延误诊断、治疗或护理不当,将会给病人带来严重危害甚至死亡。

2. 常见病因　①腹腔内脏器急性炎症:如急性阑尾炎、急性胆囊炎、急性胆管炎、急性胰腺炎等;②胃肠急性穿孔:如胃十二指肠溃疡穿孔、阑尾穿孔、小肠穿孔、胃癌或结、直肠癌穿孔等;③空腔脏器梗阻:如胆石症、胆道蛔虫病、肠梗阻、尿石症等;④腹腔内脏器破裂:如急性肝破裂、脾破裂等;⑤腹腔内血管病变:如肠系膜动脉栓塞等。

3. 急性腹痛的鉴别

（1）内科腹痛特点:①常伴有发热、咳嗽、胸闷、胸痛、气促、心悸、心律失常、呕吐、腹泻等症状,但一般**先发热或先呕吐**,后出现腹痛,或呕吐、腹痛同时发生;②腹痛或压痛**部位不固定**,程度均较轻,无明显腹肌紧张;③查体或化验、X线、心电图等检查可明确疾病诊断。

（2）妇科腹痛特点:①以下腹部或盆腔内疼痛为主,可向会阴部放射;②**常伴有白带增多**、**阴道流血**,或有停经史、月经不规则,或与月经周期有关。

（3）外科腹痛特点:①一般**先有腹痛**,后出现**发热**等伴随症状;②腹痛或压痛部位较固定,程度重;③常可出现**腹膜刺激征**,甚至休克;④可伴有腹部肿块或其他外科特征性体征及辅助检查表现。

口诀速记:

内科腹痛与外科腹痛的区别

内科腹痛,先发热,后腹痛,喜按,不局限。
外科腹痛,先腹痛,后发热,拒按,且局限。

4. 常见外科急腹症的临床特点

（1）胃十二指肠溃疡急性穿孔:①有溃疡病史;②**突然发生的上腹部持续性刀割样剧痛**,很快扩散至全腹;③明显的**腹膜刺激征**,全腹压痛、反跳痛、肌紧张呈板状,肝浊音界缩小或消失;④立位X线检查可见**膈下游离气体**。

（2）急性胆囊炎:①常在进油腻食物后发病;②**右上腹绞痛**,向右肩背部放射;③右上腹有压痛、肌紧张,**Murphy征阳性**;④B超检查显示胆囊肿大、壁增厚,常可见胆囊结石。

（3）急性胆管炎：典型的症状为Charcot三联征，即腹痛、寒战高热、黄疸；感染加重引起急性梗阻性化脓性胆管炎时，除Charcot三联征外，还有休克和神经系统症状，即Reynolds五联征。B超可见胆管扩张，多数伴有胆管结石。

（4）急性胰腺炎：①常在**暴饮暴食或饮酒后**发生，或有**胆道疾病史**；②**突然发生上腹部持续性剧烈疼痛，常向左肩及左腰背部放射**；③**血、尿淀粉酶增高**；④B超和CT检查见胰腺肿大、胰周积液等表现。出血性坏死性胰腺炎可伴有休克症状，腹腔穿刺**可抽出血性液体**。

（5）急性肠梗阻：①**腹痛**：突然发生的腹部绞痛，呈阵发性发作。如腹痛加剧呈持续性，可能发生肠绞窄或穿孔；②**呕吐**：腹痛时常伴恶心呕吐；③**腹胀**：低位肠梗阻腹胀明显；绞窄性肠梗阻腹胀多为不对称；麻痹性肠梗阻则表现为均匀性全腹胀；④**停止排便排气**；⑤机械性肠梗阻者肠鸣音亢进，有气过水声或金属音；麻痹性肠梗阻者肠鸣音减弱或消失；⑥X线检查见**肠管内多个气液平面**等。

（6）急性阑尾炎：典型表现为**转移性右下腹痛和右下腹固定压痛**。

（7）腹内脏器破裂出血：①**有腹部外伤史**；②**受伤部位突发持续性剧痛；出血量大者可出现休克**；③腹腔穿刺可**抽出不凝固血液**。

（8）肾或输尿管结石：**上腹部和腰部钝痛或绞痛，可沿输尿管行径向下腹部和会阴部放射，可伴有呕吐和血尿**。

5. **常见护理诊断/问题**

（1）急性疼痛　与腹腔器官的炎症、穿孔、出血、梗阻或绞窄等病变有关。

（2）恐惧　与突然发病、剧烈疼痛、紧急手术、担忧预后等因素有关。

（3）体温过高　与腹部器官炎症或继发腹腔感染有关。

（4）体液不足　与限制摄入和丢失过多有关。

（5）潜在并发症：休克、腹腔脓肿。

6. 凡诊断不明或未明确治疗方案的急腹症病人，应严格执行"四禁"：即**禁用吗啡、哌替啶类止痛剂**，以免掩盖病情；**禁饮食、禁服泻药及禁止灌肠**，以免造成感染扩散或病情加重。

7. **在病情观察或非手术治疗期间，发现以下情况，应及时报告医生考虑手术**

（1）全身情况不良或发生休克。

（2）腹膜刺激征明显。

（3）有明显内出血表现。

（4）经非手术治疗短期内（6~8小时）病情未见改善或趋于恶化者。

8. 对诊断明确的急腹症病人按具体疾病进行处理。

【难点解析】

腹痛的分类：

1. 内脏神经痛　由内脏神经感觉纤维传入的疼痛。其特点是：①内脏感觉纤维分布稀少，纤维较细，兴奋的刺激阈较高，传导速度慢，支配的范围又不明显；②疼痛特点：**定位不精确，感觉模糊，腹腔内脏对刺、割、灼等刺激不敏感，但对牵拉、膨胀、痉挛和缺血等刺激较敏感**，多为痉挛、不适、钝痛、灼痛；③疼痛过程：缓慢、持续，常伴恶心、呕吐、出汗等。

2. 躯体神经痛　主要是壁腹膜受腹腔病变（血液、尿液、消化液、感染等）刺激所致，由躯体神经痛觉纤维传入的疼痛。疼痛特点：**感觉敏锐，定位准确，可因咳嗽、体位变化而加重，可伴有局部腹肌紧张、压痛及反跳痛等**。

3. **牵涉性疼痛** 也称放射痛,是指内脏病变产生的感觉信号被定位于远离该内脏的身体其他部位引起疼痛。

【护考训练】

1. 下列关于急腹症的描述中通常能说明病变部位的是
   A. 最早出现腹痛的部位　　　　　　B. 腹痛的部位
   C. 腹部形态的改变　　　　　　　　D. 出现移动性浊音的部位
   E. 腹部压痛最明显的部位

2. 急腹症病人一般宜采取的卧位是
   A. 去枕平卧位　　　　　　　　　　B. 平卧而头转向一侧
   C. 不限制体位　　　　　　　　　　D. 如无休克,宜采取半卧位
   E. 上身和下肢适当抬高

3. 关于外科急腹症的说法**错误**的是
   A. 常需手术治疗　　　　　　　　　B. 常有腹膜刺激症状
   C. 有体液不足　　　　　　　　　　D. 一般先有发热而后出现腹痛
   E. 由消化道穿孔引起者常有膈下游离气体

4. 对诊断不明的急腹症病人禁用泻药的主要原因是
   A. 以免造成感染扩散　　　B. 减少肠道蠕动　　　　C. 易致血压下降
   D. 影响肠道消化吸收　　　E. 易致水电解质失衡

5. 吴女士,24岁。右上腹持续隐痛2小时,伴发热,咳嗽气促,食欲差。腹软,无明确压痛点,应先到的就诊科室是
   A. 内科　　　　　B. 外科　　　　　C. 妇产科　　　　　D. 儿科　　　　　E. 传染科

6. 张先生,38岁。突发上腹剧痛,渐波及全腹,出冷汗。查体全腹有肌紧张、压痛及反跳痛,肝浊音界缩小,肠鸣音消失。X线腹部透视见膈下游离气体,最可能的是
   A. 急性绞窄性肠梗阻(小肠扭转)　　B. 急性坏疽性胆囊炎(胆囊穿孔)
   C. 急性坏疽性阑尾炎(阑尾穿孔)　　D. 溃疡病急性穿孔
   E. 急性出血性坏死性胰腺炎

7. 李女士,58岁。急性腹痛、腹胀,给予胃肠减压,护士解释胃肠减压的作用**不妥**的是
   A. 可以预防胃出血　　　　　　　　B. 有利于胃肠功能恢复
   C. 可以减轻腹胀　　　　　　　　　D. 避免胃肠内液体漏入腹腔
   E. 有利于胃肠吻合口愈合

8. 王女士,23岁。急性腹痛原因不明确,护理措施中**不妥**的是
   A. 禁食　　　　　　　B. 密切观察病情　　　　　C. 禁服泻药
   D. 禁止灌肠　　　　　E. 注射盐酸哌替啶止痛

9. 章先生,39岁。急腹症非手术治疗,护士观察病情提示需要改用手术治疗的指征**不包括**
   A. 怀疑消化道穿孔　　　　　　　　B. 有明显腹腔内出血表现
   C. 出现休克表现　　　　　　　　　D. 腹膜刺激征明显
   E. 腹痛反复发作4小时以上

10. 董先生,37岁。因急性腹痛2小时就诊,腹腔穿刺抽出不凝固血性液体10ml。提示
   A. 穿刺时损伤血管　　　B. 腹腔内出血　　　　　　C. 穿刺时损伤肠管

D. 腹腔感染　　　　　　E. 空腔脏器破裂

11. 肖女士,30岁。急性腹痛,在急诊留观期间,护士尤为注意观察的腹部体征是
　　A. 腹式呼吸运动的大小　　　　　B. 是否有胃肠蠕动波
　　C. 腹膜刺激征的出现　　　　　　D. 是否有腹部包块
　　E. 肝浊音界的大小

12. 卢先生,42岁。急性腹痛还没有明确诊断,可以采取的措施是
　　A. 灌肠　　　B. 禁饮食　　　C. 吗啡止痛　　　D. 服用泻药　　　E. 热敷

（13~15题共用题干）

詹先生,40岁。上腹部疼痛不适反复发作1周,2小时前突感上腹部刀割样剧痛,很快波及全腹。既往有十二指肠溃疡病史。体温37.5℃,脉搏90次/分,呼吸21次/分,血压120/80mmHg,X线腹部透视见膈下游离气体。拟诊为十二指肠溃疡穿孔。

13. 该病人诊断的重要依据是
　　A. 既往病史　　　　　　　　　B. 腹膜炎和腹腔积液体征
　　C. B超提示腹腔积液暗区　　　D. X线示膈下游离气体
　　E. 病人自觉症状

14. 该病人先试行非手术治疗,其措施不包括
　　A. 禁食　　　　　　B. 胃肠减压　　　　　C. 静脉补液
　　D. 腹腔引流　　　　E. 应用抗生素

15. 该病人最恰当的体位是
　　A. 平卧位　　　　　B. 半卧位　　　　　C. 膝胸卧位
　　D. 侧卧位　　　　　E. 头低足高位

（16~18题共用题干）

陈先生,36岁。右下腹持续性疼痛、阵发性加剧1天,伴恶心呕吐、发热。查体:体温39.9℃,右下腹有明显压痛、反跳痛、肌紧张。辅助检查:WBC计数$18×10^9$/L。

16. 目前该病人不存在的护理问题是
　　A. 呼吸困难　　　　　　　　　B. 急性疼痛: 腹痛
　　C. 潜在并发症: 腹腔脓肿　　　D. 体液不足
　　E. 体温过高

17. 该病人的病变属于
　　A. 炎症性病变　　　　B. 梗阻性病变　　　　C. 绞窄性病变
　　D. 缺血性病变　　　　E. 出血性病变

18. 对该病人护理措施不包括
　　A. 输液及使用抗生素　　　　B. 注意腹部症状、体征
　　C. 胃肠减压　　　　　　　　D. 肌内注射哌替啶缓解疼痛
　　E. 做好必要的术前准备

（俞宝明）

第十八章　周围血管疾病病人的护理

第一节　原发性下肢静脉曲张病人的护理

【知识清单】

1. 原发性下肢静脉曲张又称单纯性下肢静脉曲张,是指仅涉及浅静脉的曲张。左下肢发病较多,**大隐静脉曲张多见**。

2. 主要原因是**先天性静脉壁薄弱、静脉瓣膜缺陷以及静脉内压力持久升高**。

3. 典型表现为**下肢浅静脉扩张、迂曲呈蚯蚓状**,站立时明显;病程较长者,皮肤可发生营养障碍,表现为足靴区皮肤萎缩、脱屑、瘙痒、色素沉着、湿疹等,甚至可伴有**小腿慢性溃疡**。

4. 深静脉通畅试验中,如曲张静脉在活动后充盈减轻或消失,说明**深静脉通畅,表示可以手术**;反之,深静脉阻塞,禁忌结扎代偿曲张的浅静脉。

5. 大隐静脉瓣膜功能试验中,如放松止血带后见大隐静脉迅速**由上而下充盈**,表示大隐静脉入股静脉处瓣膜功能不全,**可选用大隐静脉高位结扎术**;若在30秒内即充盈,表示交通支的瓣膜功能不全,如果放松止血带后**充盈更为明显**,表示交通支的瓣膜和大隐静脉入股静脉处瓣膜功能均不全,须行大隐静脉高位结扎加剥脱术。

6. **下肢静脉造影**能够观察到深静脉是否通畅、静脉的形态和瓣膜的功能以及病变程度,是确定诊断最可靠的方法。

7. **手术治疗**是原发性下肢静脉曲张的根本治疗措施。适用于深静脉通畅、无手术禁忌者。手术主要包括大隐或小隐静脉高位结扎及主干与曲张静脉剥脱、结扎功能不全的交通静脉。

8. 术前护理　①患肢肿胀者,应卧床休息并抬高患肢30°~40°,以利减轻水肿;②严格备皮;若需植皮,还应做好供皮部位的皮肤准备;③手术前用甲紫或记号笔画出曲张静脉的行径,便于术中准确操作;④并发溃疡者,可用等渗盐水或1:5000呋喃西林液湿敷,手术日晨将溃疡处再换药一次,手术前遵医嘱使用抗生素控制感染。

9. 术后护理　①卧床休息,**下肢抬高30°**,并进行足部伸屈和旋转运动;②术后24小时**鼓励病人下地行走**,促进下肢静脉回流,避免深静脉血栓形成,**避免过久站立、静坐或静立不动**;③手术后将患肢用弹力绷带**自足背向大腿方向加压包扎**。包扎不应妨碍关节活动,并注意保持合适的松紧度,以能扪及足背动脉搏动、保持足部正常皮肤温度为适宜。

10. 健康指导　①**避免久站、久坐,坐时避免双膝交叉过久**;②非手术治疗病人坚持长**期使用弹力袜或弹力绷带**,手术病人术后宜继续使用1~3个月。

【难点解析】

下肢静脉有深、浅两组,深静脉(胫前、胫后静脉→腘静脉→股静脉)位于肌肉中,与动脉伴行,不会发生曲张。浅静脉位于皮下,大隐静脉起自足背静脉网的内侧,沿下肢内侧上行到卵圆窝处入股静脉,进入股静脉前有5个分支:阴部外浅静脉、腹壁浅静脉、旋髂浅静脉、股外侧浅静脉和股内侧浅静脉。小隐静脉起自足背静脉网外侧,沿小腿后外侧上行,于腘窝处进入腘静脉。大、小隐静脉之间和深、浅两组静脉之间有许多交通支,并都有静脉瓣膜,可防止血液倒流。

第二节 血栓闭塞性脉管炎病人的护理

【知识清单】

1. 血栓闭塞性脉管炎(Buerger病)是一种累及血管的炎症性、节段性和周期性发作的慢性闭塞性疾病。主要侵袭**四肢中**、**小动脉**,**静脉亦常受累**,尤其是下肢血管。**好发于青壮年男性**。

2. 病因尚不完全清楚,可能与下列因素有关 ①外来因素:吸烟、寒冷与潮湿的生活环境,慢性损伤和感染;②内在因素:自身免疫功能紊乱、性激素和前列腺素失调及遗传因素。**主动或被动吸烟**是诱发本病发生和发展的重要原因。

3. 根据病变发展程度,临床上可分为三期 ①局部缺血期:此期**以血管痉挛为主**,表现为患肢供血不足,出现肢端发凉、怕冷、小腿部酸痛、足趾有麻木感及**间歇性跛行**,病人足背、**胫后动脉搏动明显减弱**;②营养障碍期:此期除血管痉挛加重外,还有明显的血管壁增厚及血栓形成,特征性表现为**静息痛**,足部和小腿皮肤苍白、干冷、肌肉萎缩、趾甲增厚或脆裂,足背、胫后动脉搏动消失;③组织坏疽期:**患肢动脉完全闭塞**,**发生干性坏疽**,先见于足趾尖端,逐渐累及全趾,甚至足部或更高平面,当继发感染时,可转为湿性坏疽。

4. 辅助检查 ①跛行距离和跛行时间试验;②皮肤温度测定:**双侧肢体**对应部位**皮肤温度相差2℃以上**,**提示皮温降低侧有动脉血流减少**;③患肢远端动脉搏动情况:**若搏动减弱或不能扪及常提示血流减少**;④肢体抬高试验(Buerger试验):肢体若出现麻木、**疼痛**、**足趾和足掌皮肤呈苍白或蜡黄色为阳性**;再让病人坐起,下肢自然下垂于床沿,足部皮肤出现**潮红或发绀者**,提示下肢有严重供血不足。

5. 护理

(1)控制和缓解疼痛:①**绝对戒烟**;②**防止受潮**、**受冷和外伤**,肢体保暖但应避免使用热水袋或热水给患肢直接加温;③有效镇痛:早期病人可遵医嘱给予血管扩张药物及中医中药治疗;中晚期病人疼痛剧烈,**可适当使用吗啡或哌替啶类止痛剂**等麻醉性镇痛药;若疼痛难于缓解,可采用病人自控镇痛(PCA)术止痛。

口诀速记:

血栓闭塞性脉管炎

伯格病,好诊断,多见吸烟青壮年。好发下肢小动脉,痉挛血栓后闭塞。

肢体缺血呈疼痛,足背动脉无搏动。绝对戒烟防受潮,不用热水袋保暖。

(2)促进侧支循环,提高活动耐力:①指导病人进行患肢适度锻炼,**休息和睡眠时头高脚低位**,使血液容易灌流至下肢;②指导病人进行Buerger运动:平卧,双下肢抬高45°,维持2~3分钟,然后坐起,**双足下垂床边2~5分钟,同时做足背屈**、跖屈和旋转运动,再将下肢平放5分钟,如此反复锻炼5次,**每天数遍**。

（3）手术后护理：**动脉重建术后，患肢平置并制动2周，静脉重建术后，患肢抬高30°并制动1周；卧床期间做足背屈伸运动，以促进局部血液循环。密切观察患肢远端的皮温、色泽、感觉和动脉搏动等**，以了解血运情况，及时发现血管痉挛和继发性血栓形成。

【护考训练】

1. 与原发性下肢静脉曲张发病**无关**的是
   - A. 长期站立工作
   - B. 长期从事重体力劳动
   - C. 先天性静脉壁薄弱
   - D. 经常参加锻炼
   - E. 浅静脉瓣膜发育不良

2. 决定大隐静脉曲张病人能否进行大隐静脉高位结扎手术的检查是
   - A. 浅静脉瓣膜功能试验
   - B. 交通静脉瓣膜功能试验
   - C. 深静脉通畅试验
   - D. 肢体抬高试验
   - E. 直腿抬高加强试验

3. 与血栓闭塞性脉管炎的发病**无关**的是
   - A. 长期大量吸烟
   - B. 寒冷潮湿的生活环境
   - C. 神经内分泌紊乱
   - D. 下肢活动减少
   - E. 免疫功能异常

4. 血栓闭塞性脉管炎病变主要位于
   - A. 大、中动脉
   - B. 大、中静脉
   - C. 四肢中、小动静脉，尤其是上肢
   - D. 四肢中、小动静脉，尤其是下肢
   - E. 小动静脉

5. 血栓闭塞性脉管炎营养障碍期的主要表现是
   - A. 间歇性跛行
   - B. 肢端发凉、怕冷、小腿部酸痛
   - C. 静息痛
   - D. 游走性静脉炎
   - E. 干性坏疽

6. 王先生，60岁。左下肢静脉曲张20年，行大隐静脉高位结扎加曲张静脉分段剥脱。术后3小时起立行走时，小腿处伤口突然出血不止。紧急处理应
   - A. 就地站立位包扎
   - B. 指压止血
   - C. 用止血带
   - D. 平卧，抬高患肢+加压包扎
   - E. 钳夹止血

7. 张大爷，56岁。左下肢浅静脉曲张15年，拟行大隐静脉高位结扎和主干及曲张静脉剥脱术，护士指导其术后早期活动的目的是预防
   - A. 肌肉僵直
   - B. 患肢水肿
   - C. 血管痉挛
   - D. 术后复发
   - E. 深静脉血栓形成

8. 左先生，45岁。久站后左下肢出现酸胀感，小腿内侧可见静脉突起，诊断为下肢静脉曲张，对此病人日常保健要求中**不正确**的是
   - A. 尽量避免久站
   - B. 尽量减少下肢活动
   - C. 休息时抬高患肢
   - D. 尽量避免患肢外伤
   - E. 使用弹力袜

9. 孔先生，57岁。下肢静脉曲张。医生检查时，嘱其站立，待静脉明显充盈后，在大腿上1/3扎止血带，病人快速下蹲起立运动15次，见其曲张静脉充盈明显减退，说明
   - A. 交通支瓣膜功能不全
   - B. 交通支瓣膜功能正常
   - C. 大隐静脉瓣膜功能不全
   - D. 下肢深静脉通畅

E. 下肢深静脉瓣膜功能不全

10. 张先生,35岁。长期吸烟,半年前开始步行较长距离后感下肢疼痛,肌肉抽搐,休息后疼痛缓解,再走一段路后症状又出现。查体:右足背动脉搏动较左侧弱,应考虑为

    A. 动脉栓塞   B. 动静脉瘘   C. 下肢静脉曲张

    D. 血栓性静脉炎   E. 血栓闭塞性脉管炎

11. 蔡先生,37岁。因血栓闭塞性脉管炎组织坏疽期来院就诊,最可能观察到的特征性表现是

    A. 间歇性跛行   B. 静息痛   C. 肢体坏疽

    D. 足背动脉搏动减弱   E. 游走性浅静脉炎

12. 李先生,50岁。因血栓闭塞性脉管炎入院拟手术治疗。其术前护理**不正确**的是

    A. 进行Buerger运动   B. 患肢每晚用60℃热水泡脚

    C. 绝对戒烟   D. 防止患肢受伤

    E. 皮肤瘙痒时避免抓痒

13. 李先生因左下肢血栓闭塞性脉管炎入院治疗,护士指导其做Buerger运动的目的是

    A. 减轻下肢水肿   B. 促进病人舒适   C. 延缓病变发展

    D. 提高日常活动能力   E. 促进侧支循环建立

14. 赖先生,43岁。间歇性跛行,右侧足背动脉搏动减弱,诊断为右下肢血栓闭塞性脉管炎。该病人双侧下肢的温度相差约

    A. 1℃以上   B. 2℃以上   C. 3℃以上   D. 4℃以上   E. 5℃以上

(15~17题共用题干)

李大爷,63岁。因下肢静脉曲张行大隐静脉高位结扎加剥脱术。

15. 下列术后护理措施中正确的是

    A. 抬高患肢30°   B. 患肢制动   C. 卧床1周

    D. 绷带一般包扎2天   E. 下肢深静脉血栓形成者予患肢按摩

16. 术后护士给其使用弹力绷带正确的是

    A. 包扎前患肢下垂   B. 手术部位的弹力绷带应缠绕得更紧

    C. 两圈弹力绷带之间不能重叠   D. 由近心端向远心端包扎

    E. 包扎后应能扪及足背动脉搏动

17. 术后弹力绷带一般使用

    A. 1~2天   B. 1~2周   C. 1~3个月   D. 6~12个月   E. 长期坚持

(18~19题共用题干)

李先生,40岁,因右下肢血栓闭塞性脉管炎行动脉重建术。

18. 术后该病人应采取的体位是

    A. 患肢平置并制动2周   B. 患肢抬高30°并制动2周

    C. 患肢平置并制动1周   D. 患肢抬高30°并制动1周

    E. 取患肢舒适位置

19. 为了解肢体远端血运情况,护士应观察的体征**不包括**

    A. 双侧足背动脉搏动   B. 皮肤温度   C. 皮肤颜色

    D. 皮肤感觉   E. 皮肤出血

(俞宝明)

第十九章　泌尿及男性生殖系统疾病病人的护理

第一节　常见症状及诊疗操作的护理

【知识清单】

1. 尿频、尿急、尿痛合称为**膀胱刺激征**,多见于泌尿系统感染。

2. 尿失禁分为真性尿失禁、充溢性尿失禁、压力性尿失禁、急迫性尿失禁四种。

3. 正常成人24小时尿量为1000~2000ml;24小时尿量少于400ml或每小时尿量少于17ml称少尿;24小时尿量少于100ml称无尿,大于2500ml为多尿。

4. 新鲜离心尿**每高倍镜视野中红细胞>3个**,但肉眼尚不能分辨有无血色称为镜下血尿。通常1000ml尿液中含1ml血液即可呈肉眼血尿。

5. **尿路平片(KUB)**是评估泌尿系统疾病常用的检查方法。

6. 静脉尿路造影(IVU)检查**禁用于碘过敏、妊娠、肾功能严重受损者**。

7. 逆行肾盂造影(RP)检查适用于静脉造影显影不清或有禁忌者;禁用于急性尿路感染或尿道狭窄者。

8. 血管造影的护理　①造影前做好肠道准备和碘过敏试验;②造影后穿刺部位局部加压包扎,平卧24小时;③造影后密切观察生命体征,穿刺部位肢体动脉搏动,皮肤温度、颜色、感觉,尿量情况等,以便尽早发现出血和血栓形成等并发症;④造影后鼓励病人多饮水,必要时静脉输液以促进造影剂排出。

9. **尿道狭窄、急性膀胱炎、膀胱容量<50ml的病人禁用膀胱尿道镜检查。**

10. 膀胱冲洗的护理　①根据病情选用合适的冲洗液。②冲洗液温度常保持在25~30℃,可防止膀胱痉挛,如膀胱内出血可使用4℃冷冲洗液。③冲洗速度、次数及冲洗液量应根据病情而定。一般**尿色深则快,尿色浅则慢**;每日冲洗2~3次;**每次冲洗液量一般不超过100ml,膀胱手术后每次冲洗液量不超过50ml。**④确保膀胱冲洗通畅,如不畅可采用挤捏导尿管、加快冲洗速度、增大冲洗压力等方法。⑤密切观察并准确记录引流情况,如血尿颜色在冲洗中加深,应警惕活动性出血,及时通知医生并协助处理。

第二节　泌尿系统损伤病人的护理

【知识清单】

1. 泌尿系统损伤以**男性尿道损伤**最多见,肾、膀胱损伤次之,输尿管损伤少见。

2. **腰腹部受到直接暴力撞击**或挤压是肾损伤最常见的原因。根据损伤程度分为肾挫伤、肾部分裂伤、肾全层裂伤、肾蒂损伤。

3. **血尿**是肾损伤的常见症状，肾挫伤者血尿较轻，表现为镜下血尿或轻度的肉眼血尿；肾部分裂伤或全层裂伤者血尿明显。**血尿严重程度与肾损伤程度并不一定成正比**。疼痛、腰腹部肿块、休克、发热也是肾损伤的常见表现。

4. **血尿**是诊断肾损伤的重要依据；CT可显示肾损伤程度，**是首选检查**；其他检查对肾脏损伤有帮助。

5. **大多数闭合性膀胱损伤是由于骨盆骨折所致**，多发生于**膀胱充盈时**，可合并腹部其他脏器损伤或尿道损伤。

6. 膀胱破裂可分为腹膜外型和腹膜内型。**腹膜外型**膀胱破裂多由膀胱前壁破裂引起，**尿外渗到膀胱周围和耻骨后间隙**，可引起**盆腔感染**，表现为下腹疼痛、压痛和肌紧张。**腹膜内型**膀胱破裂多见于膀胱后壁和顶部损伤，**尿液可进入腹腔引起腹膜炎**，表现为全腹疼痛，压痛、反跳痛和肌紧张，腹腔内尿液多者，可出现移动性浊音。膀胱破裂病人有尿意但不能排尿或仅能排少量血尿。

7. **膀胱造影是确诊膀胱破裂主要手段**；**导尿试验**对膀胱破裂诊断很有价值，**若液体出入量差异较大提示膀胱破裂**。

8. **会阴骑跨伤可引起尿道球部损伤**，是最多见的前尿道损伤，血液和尿液可渗入会阴浅袋，导致会阴、阴囊及阴茎肿胀，甚至向上扩展至下腹壁；**骨盆骨折可引起尿道膜部损伤**，是后尿道损伤最常见的原因，血液和尿液可渗入前列腺和膀胱周围。

9. **尿道外口流血**为前尿道损伤最常见症状；前尿道损伤**疼痛**多在伤处伴尿道口和会阴放射痛，后尿道损伤疼痛常在下腹部并有下腹压痛和肌紧张；**排尿困难**和**尿潴留**、**尿外渗**、**局部血肿和瘀斑**、休克也是尿道损伤常见的表现。

10. **尿道造影**可显示尿道损伤部分和程度；**诊断性导尿**可检查尿道是否连续、完整，但不应反复试插以免加重损伤。

11. 肾损伤病人大多数采用非手术治疗，应**绝对卧床休息2~4周**，过早下床或活动不当可引起再度出血；同时快速建立静脉通道，及时补液、使用止血药和抗生素，必要时输血，维持有效循环血量，防治休克；有手术指征者，在防治休克的同时积极做好术前准备。

12. 膀胱损伤非手术治疗病人**留置导尿管**持续引流7~10日，同时鼓励病人多饮水，使用抗生素防治感染。

13. 膀胱造瘘术后，膀胱造瘘管一般留置10日左右，拔管前须先夹管，待病人排尿通畅方可拔除造瘘管。长期留置者，**每4周**需更换导尿管；膀胱修补术后，应留置导尿管或耻骨上膀胱造瘘管，持续引流尿液2周。

14. 尿道损伤非手术治疗时，应鼓励病人多饮水，勿用力排尿，避免尿外渗；加强伤口和导尿管护理；使用抗生素防治感染。

15. 尿道修补术后常留置导尿管2~3周，尿道吻合术后需留置3周；尿道会师复位术后均留置尿管，并进行有效牵引2周左右，松开后继续留置导尿管1~2周；尿外渗者应切开引流；尿道损伤者易发生尿道狭窄，愈合后配合医生**定期施行尿道扩张术**。

16. 肾损伤非手术治疗和肾部分切除者需严格遵守绝对卧床时间；出院后，**3个月内不宜从事重体力劳动和剧烈活动**。肾切除术者注意保护健肾，防止外伤和禁用肾毒性药物。膀胱损伤者需注意尿外渗和尿瘘形成。

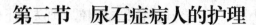

第三节 尿石症病人的护理

【知识清单】

1. 上尿路结石包括肾结石和输尿管结石,临床特点是**与活动相关的疼痛和血尿**。疼痛为最突出的症状,有的表现为**隐痛或钝痛**,有的表现为**绞痛**并沿着输尿管行径向下放射,可伴恶心呕吐、面色苍白、冷汗甚至休克。结石移动损伤黏膜可引起血尿,**多为镜下血尿**。

2. 膀胱结石典型表现为**排尿突然中断**,疼痛放射至远端尿道或阴茎头部,伴排尿困难和膀胱刺激症状。**改变体位后,疼痛缓解、可继续排尿**。

3. 尿道结石表现为**排尿困难**,尿滴沥,尿痛;重者可出现急性尿潴留和会阴部疼痛。

4. **B超检查**能显示各种结石,是目前尿石症首选检查;KUB平片可显示90%以上的阳性结石;**排泄性尿路造影**能显示包括阴性结石在内各种结石。

5. 尿石症病人**每日饮水2500~4000ml**,保持每日尿量2000ml以上;多活动有助于结石排出。

6. 肾绞痛者一旦**诊断明确**可给予阿托品、哌替啶等止痛。

7. 大多数直径≤2cm的上尿路结石且结石适用于体外冲击波碎石(ESWL),但**结石远端尿路梗阻、出血性疾病、严重心脑血管疾病、妊娠等禁用**。如有结石残留可再次碎石,但间隔需10~14天以上,次数不宜超过3~5次。碎石前3日忌食产气食物(如肉、蛋、奶等),碎石前1日服缓泻药或灌肠,碎石日晨禁食;碎石前复查尿路平片,再次确定结石位置。碎石后**采取合适体位可促进结石排出**;对于巨大肾结石碎石后,宜取患侧卧位48~72小时,其后间断起立适当活动,让结石随尿液缓缓排出,以免造成碎石积聚于输尿管形成"石街"发生堵塞;定期复查尿路平片或B超。

8. 肾造瘘者,**引流管位置不得高于肾造瘘口**,**不作常规冲洗**,防止逆流引起感染;如导管堵塞挤压无效必须冲洗时,应严格无菌操作,**低压冲洗**,冲洗量不超过5~10ml。

9. 上尿路结石术后通常输尿管内放置双"J"管,可达到引流、支持、扩张输尿管的作用,有利于小结石的排出,防止输尿管内"石街"的形成。鼓励病人尽早下床活动,但**应避免剧烈活动、过度弯腰、突然下蹲**等不当活动,以免双"J"管的滑脱或移位。双"J"管一般留置4~6周,复查B超或腹部平片确定无结石残留后,在膀胱镜下取出双"J"管。

10. 肾实质切开取石及部分肾切除的病人应**绝对卧床休息2周**,防止出血。

11. 膀胱结石小于2~3cm者适用于经尿道膀胱镜取石或碎石;前尿道结石一般在局麻下,手法取石,**避免尿道切开以防尿道狭窄**;后尿道结石用尿道探条将结石推入膀胱,再按膀胱结石处理。

12. **饮食指导** ①**含钙结石者**:限制钙的摄入,**适当减少牛奶、奶制品、豆制品、巧克力、坚果等含钙丰富的食物**;②**草酸盐结石者**:限制富含草酸的食物,如**浓茶、菠菜、番茄、芦笋、花生等**;③**尿酸结石者**:不宜食用高嘌呤食物,如**动物内脏、豆制品、啤酒等**;④**胱氨酸结石者**:限制富含蛋氨酸的食物,如**蛋、禽、鱼、肉等**;宜增加水果、蔬菜、粗粮等纤维丰富的食物。

13. **药物预防** ①**草酸盐结石者**:维生素B_6可减少草酸盐排出,**氧化镁**可增加尿中草酸盐的溶解度,进而起到预防作用;②**尿酸结石者**:**别嘌呤醇**和碳酸氢钠,可抑制尿酸结石形成;③**胱氨酸结石者**:**α-巯丙酰甘氨酸**或乙酰半胱氨酸,碳酸氢钠可促进结石溶解。

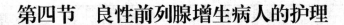

第四节　良性前列腺增生病人的护理

【知识清单】

1. **良性前列腺增生**是引起老年男性排尿障碍最常见病因。

2. **尿频**是前列腺增生**最常见早期症状,夜间更为明显**;进行性排尿困难是前列腺增生**最主要的症状**;受气候变化、饮酒、劳累、久坐等刺激,前列腺突然充血、水肿可导致急性**尿潴留**;长期排尿困难可引起肾积水、慢性肾衰竭。

3. **直肠指检**是最简便而重要的检查,可触及增大的前列腺,表面光滑、质韧而有弹性,边缘清楚,中间沟变浅或消失。

4. **经尿道前列腺切除术(TURP)**是目前治疗良性前列腺增生最常用的手术方式。

5. 前列腺增生发生急性尿潴留时应**留置导尿管**,无法经尿道留置尿管时,应行**耻骨上膀胱穿刺造瘘**。

6. 前列腺增生病人宜进食**易消化**、**营养丰富**、**含粗纤维的食物**,**防止便秘**;鼓励病人白天**多饮水**、**勤排尿**、**不憋尿**;避免受凉、过度劳累、饮酒、久坐等。

7. 前列腺手术后**常留置导尿管**,利用导尿管的水囊压迫前列腺窝和膀胱颈,导尿管固定于大腿内侧,稍加牵引,**预防出血**。TURP术后5~7日尿色清亮即可拔除导尿管;**耻骨上前列腺切除术后7~10日后可拔除导尿管**。

8. 前列腺手术后**持续膀胱冲洗3~7日**,防止血凝块形成致尿管堵塞,冲洗速度根据尿色而定,**色深则快**,**色浅则慢**。

9. TURP综合征的观察与处理　病人在术后几小时内出现烦躁、恶心、呕吐、抽搐、昏迷等**稀释性低钠血症**表现,严重者可出现肺水肿、脑水肿、心力衰竭等,称为TURP综合征。一旦出现,立即**吸氧**、**减慢输液速度**,使用利尿剂、脱水剂,**静滴3%氯化钠溶液纠正低钠血症**。

10. 前列腺切除术后出血多与导尿管水囊移位未能有效压迫前列腺窝有关,应指导病人正确下床活动,**预防便秘和避免用力排便**,术后早期禁灌肠或肛管排气。

11. 健康指导　①避免受凉、饮酒、劳累;②术后1~2个月内避免久坐、负重、剧烈活动等;③溢尿者,做提肛训练,以尽快恢复尿道括约肌功能;④前列腺经尿道切除术后1月内、经膀胱切除术后2个月内避免性生活。

【难点解析】

良性前列腺增生和前列腺癌的区别见表19-1。

表19-1　良性前列腺增生和前列腺癌的区别

	良性前列腺增生	前列腺癌
病因	与老龄和有功能睾丸有关	不明
增生部位	移行带	外周带
临床表现	最早:尿频,夜间尤甚 最突出:进行性排尿困难	早期:无明显异常 晚期:下尿路梗阻或转移症状(如骨转移出现骨痛)

续表

	良性前列腺增生	前列腺癌
血清PSA	正常	升高
直肠指检	前列腺增大,表面光滑,质韧富有弹性,边缘清楚,中央沟变浅或消失	可触及前列腺结节,质硬,边界不清
病理检查	其他检查不能完全排除前列腺癌时应活检	经直肠超声引导下穿刺活检可确诊

第五节　泌尿系统肿瘤病人的护理

【知识清单】

1. 泌尿系统肿瘤**最常见的是膀胱癌**,好发于膀胱侧壁和三角区,**淋巴转移**是最主要的转移途径。

2. **小儿最常见的恶性肿瘤是肾母细胞瘤**,又称肾胚胎瘤或Wilms瘤。

3. **间歇性无痛性肉眼全程血尿**是泌尿系肿瘤主要症状。

4. **腹部肿块**是肾母细胞瘤最常见也是最重要的症状,常在给小儿洗澡或更衣时发现。

5. 肾肿瘤最主要的治疗方法是**根治性肾切除术**。膀胱肿瘤可行经尿道的电切、膀胱部分切除和膀胱全切术,膀胱全切术术后须行尿流改道和膀胱替代(常用回肠或结肠)。此外,**膀胱内灌注化疗**,可减少膀胱肿瘤复发。

6. 膀胱癌术后保留膀胱者,早期需**每周1次**膀胱灌注化疗。灌注前4小时禁饮,排空膀胱;常规消毒外阴及尿道口,置入导尿管,将化疗药物或卡介苗(BCG)溶于30~50ml的生理盐水中经导尿管注入膀胱,并在膀胱内**保留1~2小时**,期间协助病人**每15~30分钟变换体位1次**,分别**取俯卧位、仰卧位、左侧卧位、右侧卧位**。灌注后病人每日饮水2500~3000ml,多排尿起到生理性膀胱冲洗的作用,可减少化疗药物对尿道的刺激。

【护考训练】

1. 下列关于排尿异常的说法**不正确**的是
   A. 尿频者不一定存在泌尿系统的病变
   B. 尿急者不一定存在泌尿系统的病变
   C. 尿痛只发生在排尿初,呈烧灼样痛
   D. 排尿困难多见于良性前列腺增生者
   E. 尿频、尿急和尿痛合称膀胱刺激征,多见于泌尿系统感染

2. 下面关于尿失禁的说法**不正确**的是
   A. 尿失禁可分真性尿失禁、假性尿失禁、压力性尿失禁和急迫性尿失禁四种
   B. 真性尿失禁多见于膀胱颈部和尿道括约肌受损者
   C. 假性尿失禁多见于慢性尿潴留者
   D. 压力性尿失禁多见于产伤女性
   E. 急迫性尿失禁多见于急性尿潴留者

3. 下列关于泌尿系统损伤,发病率最高的是

A. 肾损伤   B. 输尿管损伤   C. 膀胱损伤

D. 男性尿道损伤   E. 睾丸损伤

4. 下列关于肾脏损伤说法**不正确**的是

  A. 肾脏损伤多为闭合性肾损伤   B. 肾损伤多有血尿

  C. 血尿轻重与肾损伤程度成正比   D. 肾脏损伤可出现休克

  E. 肾脏损伤多有腰痛

5. 肾挫伤非手术需绝对卧床休息

  A. 1~2周   B. 2~3周   C. 2~4周   D. 4~5周   E. 4~6周

6. 下面关于尿道损伤的说法**不正确**的是

  A. 多为男性   B. 前尿道损伤多因会阴骑跨伤

  C. 后尿道损伤多位于球部   D. 后尿道损伤多因骨盆骨折

  E. 尿道损伤易引起尿道狭窄

7. 下列关于尿路结石的病因说法**不正确**的是

  A. 尿中钙、草酸、尿酸增多可促进结石形成

  B. 尿中枸橼酸、酸性黏多糖增多可抑制结石形成

  C. 碱性尿易形成磷酸盐结石

  D. 碱性尿易形成尿酸和胱氨酸结石

  E. 大量饮水可减少结石形成

8. 上尿路结石的最突出的症状是

  A. 疼痛   B. 血尿   C. 发热   D. 尿频   E. 尿急

9. 尿石症病人首选检查是

  A. B超   B. KUB   C. IVU   D. CT   E. RP

10. 良性前列腺增生病人最早出现的症状是

  A. 尿潴留   B. 血尿   C. 尿频   D. 尿急   E. 排尿困难

11. 良性前列腺增生病人最突出的表现是

  A. 尿潴留   B. 血尿   C. 尿频   D. 尿急   E. 排尿困难

12. 下面关于良性前列腺增生说法**不正确**的是

  A. 老龄及有功能的睾丸是引起前列腺增生重要因素

  B. 良性前列腺增生是引起老年男性排尿障碍最常见的病因

  C. 良性前列腺增生的部位主要在外周带

  D. 尿道梗阻程度与前列腺增生体积不成比例，与增生部位相关

  E. 良性前列腺增生可引起尿潴留、尿反流、甚至肾功能损害

13. 下列关于膀胱癌的说法**不正确**的是

  A. 长期接触β-萘胺、联苯胺等可诱发膀胱癌

  B. 吸烟、慢性膀胱炎和膀胱结石可诱发膀胱癌

  C. 膀胱癌好发于膀胱侧壁和三角区

  D. 膀胱癌多为移行上皮细胞癌

  E. 膀胱癌最主要转移方式为直接浸润

14. 王先生,56岁。反复突然出现排尿时尿流中断伴疼痛,改变体位后,又能排尿恢复、疼痛缓解。王先生最可能的诊断是

A. 慢性膀胱炎　　　　　B. 膀胱结石　　　　　C. 慢性前列腺炎

D. 前列腺癌　　　　　　E. 尿道炎

15. 张大爷,56岁。拟诊为右肾结石,欲行IVU检查。为保证摄片的质量和安全,摄片前宜做好准备,下列**不正确**的是

A. 摄片2~3天禁用不透X线的药物　　B. 摄片前1日少渣饮食,服缓泻剂

C. 摄片日禁食并排便　　　　　　　　D. 造影前碘过敏试验

E. 摄片前鼓励病人多饮水,促进造影剂排出,减少体内残留

16. 宁先生,35岁。突发阵发性右腰部刀割样剧痛,向下腹部放射,小便呈淡红色,考虑尿石症。下列检查对宁先生的诊断和治疗**无帮助**的是

A. 泌尿系统B超　　　　B. KUB　　　　　　C. IVU

D. 尿分析　　　　　　　E. DSA

17. 李大爷,57岁。良性前列腺增生电切术后用生理盐水行膀胱冲洗。对李大爷在膀胱冲洗中的护理**不正确**的是

A. 尿色变深则加快冲洗

B. 尿色变浅则减慢冲洗

C. 保持引流通畅

D. 尿色突然加深随后引流停止应立即加快冲洗

E. 尿色鲜红或加深应及时报告医生

18. 小张,男,16岁。从3米高处跌下,骑跨于木杆上,检查阴茎、会阴和下腹壁青紫肿胀,排尿困难,尿道口滴血。应考虑为

A. 会阴部挫伤　　　　　B. 下腹部挫伤　　　　C. 前尿道损伤

D. 后尿道损伤　　　　　E. 膀胱损伤

19. 金先生,56岁。因右腰撞伤后出现右腰疼痛3小时入院。查体: 右腰部扪及包块,肉眼血尿,神志淡漠,脉搏细速,血压80/60mmHg。金先生最可能是

A. 急性腹膜炎　　B. 肝损伤　　　　C. 右肾损伤　　　　D. 胆囊损伤　　　　E. 脾损伤

20. 伍先生,38岁。车祸致下腹部疼痛2小时入院,排血尿2次。导尿管插入顺利,注入200ml生理盐水,片刻后回抽,只抽出50ml左右的液体。应考虑伍先生

A. 肾损伤　　　　　　　B. 输尿管损伤　　　　C. 膀胱损伤

D. 前尿道损伤　　　　　E. 后尿道损伤

21. 肖先生,28岁。车祸致下腹部疼痛2小时入院。查体: 会阴皮肤青紫,尿道口有少量鲜红色液体流出,导尿管插入困难。X线检查提示骨盆骨折。肖先生最可能诊断是

A. 肾损伤　　　　　　　B. 输尿管损伤　　　　C. 膀胱损伤

D. 前尿道损伤　　　　　E. 后尿道损伤

22. 胡女士,被车撞伤后出现腰部疼痛1小时入院。查体: 血压100/70mmHg,右腰部皮肤红肿,有压痛。拟诊断为右肾损伤,胡女士首选检查是

A. KUB　　　　　　　　B. 腹部CT　　　　　　C. 泌尿系统B超

D. 消化系统B超　　　　E. 肾血管造影

23. 习先生,20岁。运动后突发右下腹阵发性剧烈疼痛伴恶心、呕吐、血尿。习先生最可能是

A. 急性阑尾炎　　　　　B. 右侧腹膜炎　　　　C. 急性胆囊炎

D. 右输尿管结石　　　　E. 右侧结肠梗阻

24. 小袁,男,9岁。排尿过程中突然尿流中断,疼痛剧烈,改变体位后又可排尿。应考虑为
    A. 后尿道结石　　　　　B. 前尿道结石　　　　　C. 膀胱结石
    D. 肾结石　　　　　　　E. 输尿管结石

25. 成先生,24岁。B超发现右输尿管上段有一1.5cm×1.2cm的结石,远端输尿管未发现异常。宜采用治疗方法是
    A. 药物溶石排石　　　　B. ESWL　　　　　　　C. 输尿管镜取石术
    D. 经皮肾镜取石术　　　E. 腹腔镜输尿管取石术

26. 曾先生,28岁。因右下腹突发绞痛伴肉眼血尿,诊断为右肾结石,拟行保守治疗。下列护理措施**不正确**的是
    A. 遵医嘱使用止痛剂　　B. 遵医嘱使用解痉药　　C. 遵医嘱使用抗生素
    D. 每日饮水2000ml左右　E. 多运动

27. 师女士,35岁。右肾巨大结石行体外冲击波碎石,下列术后护理措施**不正确**的是
    A. 取患侧卧位　　　　　B. 多饮水　　　　　　　C. 密切观察排石情况
    D. 密切观察血尿情况　　E. 嘱病人碎石后尽早做跳跃运动促进结石下排

28. 黎大爷,65岁。3年前诊断前列腺增生,因饮酒后出现急性尿潴留8小时。解除黎大爷的急性尿潴留首选的方式是
    A. 按摩下腹部　　　　　B. 听流水声　　　　　　C. 留置导尿管
    D. 耻骨上膀胱造瘘　　　E. 膀胱穿刺

29. 王大爷,60岁。因良性前列腺增生,行经尿道前列腺电切术。术后电解质测定,发现钠离子浓度为120mmol/L。其主要原因是
    A. 输入液体过多　　　　　　　　B. 输液速度过快
    C. 术后引流不畅　　　　　　　　D. 术中大量冲洗液吸收形成稀释性低钠血症
    E. 输入盐过少、糖过多

30. 肖爷爷,70岁。尿频、排尿不畅多年。近来出现乏力、双下肢水肿、尿量减少。血尿素氮14.3mmol/L,肌酐500μmol/L。肖爷爷目前**不宜**进行的检查是
    A. 血清PSA测定　　　　B. 直肠指诊　　　　　　C. 尿动力学
    D. IVU　　　　　　　　E. 泌尿系统B超

31. 徐大爷,65岁。因诊断为良性前列腺增生,行TURP。术后护理嘱其多饮水,其目的是
    A. 防止急性肾衰　　　　B. 防治休克　　　　　　C. 减轻疼痛
    D. 防止感染　　　　　　E. 防止水、电解质紊乱

32. 舒先生,45岁。间歇性无痛性肉眼血尿一年余。体检发现左肾体积增大,质地硬。膀胱镜检查左输尿管口喷血。舒先生最可能的诊断是
    A. 肾结石　　　　　　　B. 输尿管癌　　　　　　C. 肾盂癌
    D. 前列腺癌　　　　　　E. 肾母细胞瘤

33. 小刘,男,3岁。家长给其洗澡时发现右腰部有一无痛性肿块,表面光滑,中等硬度。B超提示该肿块来自肾实质。你考虑小刘所患疾病是
    A. 巨大肾积水　　　　　B. 多囊肾　　　　　　　C. 肾癌
    D. 肾母细胞瘤　　　　　E. 巨大肾结石

34. 梁先生,62岁。无痛性血尿,反复发作3个月余,应首先考虑

    A. 泌尿系结石   B. 泌尿系结核   C. 前列腺炎

    D. 前列腺增生症   E. 泌尿系肿瘤

35. 孟大爷,56岁。膀胱癌部分切除术行膀胱内灌注治疗。下列护理措施**不正确**的是

    A. 灌注前禁饮4小时并排空膀胱

    B. 灌注前消毒外阴和尿道口

    C. 灌注药物常采用卡介苗

    D. 灌注后协助病人每15~30分钟变换体位1次

    E. 药物在膀胱内保留时间越长越好

(36~37题共用题干)

李大姐,30岁。因尿频、尿急和尿痛3天来就诊。

36. 为了明确诊断,李大姐目前最宜做的检查是

    A. 血分析   B. 尿分析   C. 膀胱镜

    D. KUB   E. 泌尿系统B超

37. 下面对李大姐实施护理,**不正确**的是

    A. 鼓励多饮水、多排尿   B. 遵医嘱给予抗生素

    C. 遵医嘱给予碳酸氢钠   D. 限制饮水,减少排尿次数和不适

    E. 指导病人留尿

(38~40题共用题干)

袁先生,27岁。横穿马路时,被车从右侧撞倒后出现右腰部疼痛,尿呈红色。

38. 袁先生最可能是

    A. 软组织的挫伤   B. 肾损伤   C. 肝损伤

    D. 脾损伤   E. 尿量、尿色

39. 入院后,该病人生命体征尚平稳,CT检查发现右肾部分挫伤。下列护理措施中**错误**的是

    A. 绝对卧床休息   B. 遵医嘱补液

    C. 密切观察生命体征   D. 尿色恢复正常后即可下床活动

    E. 做好术前准备

40. 该病人出院时,下面健康教育内容**不适合**的是

    A. 加强安全意识,避免损伤   B. 出院后1个月内不宜激烈活动

    C. 定期复查   D. 避免肾毒性药物

    E. 如有异常及时复诊

(41~42题共用题干)

彭大爷,65岁。排尿困难5年,加重1年。排尿时常出现尿流中断和下腹疼痛,疼痛常放射至尿道远端或阴茎头。外院X线提示膀胱内有多个大小不一高密度影。

41. 彭大爷最可能患

    A. 肾结石   B. 膀胱结石   C. 尿道结石

    D. 膀胱癌   E. 输尿管结石

42. 如果彭大爷排出尿液中收集到小结石,该结石最可能的成分是

    A. 草酸钙   B. 磷酸钙   C. 尿酸

    D. 胱氨酸   E. 磷酸镁铵

（43~45题共用题干）

李大爷，60岁。上腹部隐痛2个月余，肾区有叩击痛。辅助检查：尿红细胞"+++"，B超提示双肾各有一结石，直径约0.8cm×0.9cm。IVU提示双肾功能正常，双侧输尿管通畅。

43. 目前适宜李大爷的治疗方法是
    A. 药物溶石排石　　　　B. 经皮肾镜碎石取石术　　C. ESWL
    D. 肾切开取石　　　　　E. 输尿管镜取石

44. 如果该结石分析提示是草酸盐，指导该病人饮食正确的是
    A. 增加牛奶、坚果等含钙丰富食物摄入
    B. 限制浓茶、菠菜等富含草酸食物
    C. 不宜食用动物内脏、啤酒等高嘌呤食物
    D. 限制蛋、鱼等富含蛋氨酸食物
    E. 增加鱼虾类等高蛋白食物

45. 李大爷经上述治疗后，复查还有结石存在，欲采用相同方法治疗，但宜间隔
    A. 10~14天　　　B. 7天　　　　　C. 3~5天　　　　　D. 1~2个月　　　E. 3个月

（46~49题共用题干）

许大爷，60岁。进行性排尿困难3年余，夜尿>4次/晚，曾出现急性尿潴留3次。

46. 许大爷最可能的诊断是
    A. 膀胱炎　　　B. 前列腺增生　　C. 肾结核　　　　D. 膀胱结石　　　E. 前列腺癌

47. 下面检查对该病人诊疗有帮助，除外
    A. 血清PSA测定　　　　　B. 直肠指诊　　　　　　C. 泌尿系统B超
    D. 尿动力学　　　　　　　E. KUB

48. 许大爷夜间常有尿液从尿道流出，该种现象为
    A. 真性尿失禁　　　　　B. 充溢性尿失禁　　　　C. 压力性尿失禁
    D. 急迫性尿失禁　　　　E. 尿瘘

49. 为减轻排尿障碍，改善睡眠质量，首选
    A. TURP　　　　　　　　　B. 特拉唑嗪+非那雄胺
    C. 耻骨上膀胱切开取石术　　　D. 抗结核药物
    E. 膀胱癌根治术

（凌志杰）

第二十章　运动系统疾病病人的护理

第一节　骨折病人的护理

【知识清单】

1. 骨折是指骨的连续性和(或)完整性的中断。

2. 根据**骨折**发生原因分为外伤性骨折和病理性骨折。外伤性骨折可见于直接暴力、间接暴力、牵拉暴力、疲劳骨折; **病理性骨折是指骨**质被肿瘤、结核、炎症等病变破坏, 在轻微外**力作用下即可导致骨折**。骨折根据**骨折**端是否与外界相通分为闭合性骨折和开放性骨折; 根据骨折的程度及形态分为不完全性骨折和完全性骨折; 根据骨折线的方向和形态分为横形骨折、斜形骨折、螺旋形骨折、粉碎性骨折、嵌插骨折、压缩骨折、凹陷性骨折和骨骺分离等; 根据**骨折处的稳定性分为稳定性骨折**和**不稳定性骨折**; 根据骨折时间长短分为新鲜骨折和陈旧骨折。

3. 骨折愈合　①血肿机化期, 2~3周完成; ②原始骨痂形成期, 需4~8周, **达到临床愈合, 此时可拆除外固定**; ③骨痂改造塑形期, 骨折处恢复正常的骨结构, 达到骨性愈合。影响愈合的因素包括全身因素、局部因素、治疗因素。

4. 骨折的专有表现有**畸形**、**反常活动**、**骨擦音或骨擦感**。

5. 骨折的早期并发症有感染、休克、血管损伤、神经损伤、内脏损伤、脂肪栓塞综合征、骨筋膜室综合征等; 晚期并发症有关节僵硬、畸形愈合、损伤性骨化、缺血性肌挛缩、创伤性关节炎、缺血性骨坏死等。

6. 骨筋膜室综合征　多见于前臂和小腿闭合性骨折。是**由于骨折时出血、水肿或固定包扎太紧**, 导致骨筋膜室内的压力增高, 软组织血液循环障碍, 造成肌肉、神经缺血而引起。**主要表现是肢体局部剧痛、肿胀, 肢体呈屈曲状, 活动受限, 肢端发凉、皮肤苍白、远端动脉搏动减弱或消失**。骨筋膜室综合征处理不当**可导致缺血性肌挛缩**, 表现为爪形手或爪形足。

7. 骨折的急救　①抢救生命; ②处理伤口: 伤口用无菌敷料或现场最为清洁的布类进行包扎, 伤口出血用绷带加压包扎或止血带止血, **使用止血带时每隔1小时要放松2~3分钟**; ③妥善固定: **最重要**, 可防止继续损伤、减轻疼痛、便于搬运; ④转运。

8. 骨折的治疗原则　①复位: 两骨折端接触面(对位)和两骨折端在纵轴线上的关系(对线)完全良好, 恢复了正常的解剖关系, 称解剖复位; 两骨折端对位欠佳, 但对线基本良好, 愈合后肢体功能恢复正常, 称功能复位。复位有**手法复位(最常用)**、手术复位、牵引复位。②固定: 有外固定(小夹板和石膏绷带)、持续牵引固定和内固定。③功能锻炼: 遵循动静结合, 主动、被动结合, 循序渐进的原则。**早期(伤后1~2周)主要进行患肢肌舒缩活动, 中期(伤后3~6周)进行骨折上、下关节活动, 晚期(伤后6~8周)进行以重点关节为主的全面功能锻炼**。

9. 小夹板固定术 **主要用于四肢长骨骨折**。优点是固定范围不超过骨折处的上下关节，**利于早期功能锻炼**；缺点是捆绑太松骨折容易移位，导致畸形愈合，捆绑太紧可影响肢体血运，引起严重并发症。**护理时注意：①捆绑绷带的松紧**：以绷带结能上下移动1cm或两块夹板之间能容纳成人一横指为宜；**②抬高患肢**；**③前3天每日来院复查一次，观察肢端的颜色、感觉、运动、肿胀、温度及动脉搏动等**，以判断有无神经、血管受压或骨筋膜室综合征；**④指导病人进行功能锻炼**。

10. 牵引术 适用于颈椎、股骨骨折，胫骨开放性骨折，复位困难的肱骨髁上骨折。优点既有复位作用，也是外固定。护理时注意：①牵引肢体局部皮肤必须用肥皂水和清水擦洗干净，去除油污。必要时剃毛，行颅骨牵引时，应剃除全部头发。②根据需要**床头或床尾抬高15~30cm**，保持对抗牵引力量。**若身体移位，抵住了床头或床尾，应及时调整**，以免失去了牵引作用。③皮牵引时胶布绷带有无松脱，皮肤有无水疱、糜烂、撕脱，扩张板位置是否正确。**④骨牵引病人**，应保持牵引针孔周围皮肤清洁，**在针孔处滴75%乙醇，每日2次**，预防感染。⑤注意牵引方向、角度、重量，**每日测量肢体长度，两侧对比**，防止牵引力量不足或过度牵引。

11. 石膏绷带固定术 主要用于小夹板难于固定的骨折，畸形矫正，骨关节疾病需要制动者。优点是**可根据肢体塑型，固定作用确实可靠**；缺点是无弹性，固定范围大，**不利于病人肢体活动锻炼，易引起关节僵硬**等并发症。护理时注意：①皮肤准备：用肥皂水及清水清洁皮肤并擦干；有伤口者更换敷料。②协助包扎：石膏托固定时，应注意**用手掌托起石膏，切忌用手指捏、提**，协助医生使用纱布卷轴绷带将石膏托妥善固定好；石膏管型固定时强调石膏绷带**自肢体近端向远端包扎，松紧度适中，每圈压前一圈的1/3。暴露肢体末端**，便于观察血运、感觉及运动。**修整石膏边缘**，注明包扎日期，伤口处开窗，以便日后换药。③加速石膏凝固：可适当提高室温或用灯泡烤箱、红外线照射烘干。但应注意温度不宜过高，以防灼伤。**④保持石膏清洁、干燥**。

12. 常见骨折 ①桡骨下端骨折以**伸直型骨折（Colles骨折）最多见**，临床表现为伤侧腕关节肿胀、疼痛、活动受限，侧面呈"**餐叉状**"畸形，正面呈"**枪刺刀状**"畸形。②肱骨髁上骨折多发生于10岁以下儿童，主要由间接暴力引起，以伸直型多见。**肘后三角关系正常**，可伴有正中神经、桡神经、尺神经损伤和肱动脉挫伤或受压。③股骨颈骨折多发生于中、老年人，**易发生股骨头缺血坏死**。伤后感髋部疼痛，不能站立或行走，**患肢呈缩短、外旋畸形**。护理时注意：**维持患肢外展中立位，牵引治疗8周后可在床上坐起，3个月可先扶拐患肢不负重活动，6个月后可完全负重行走**。

第二节 脊柱骨折及脊髓损伤病人的护理

【知识清单】

1. 脊柱骨折又称脊椎骨折，以**胸、腰椎骨折多见。常合并脊髓损伤**或马尾神经损伤，重者可致残，甚至危及生命。

2. 绝大多数由**间接暴力**引起。

3. 常表现为局部疼痛、肿胀、**脊柱活动受限，骨折处棘突有明显压痛和叩击痛**；胸、腰椎骨折常有后突畸形；胸、腰椎骨折合并脊髓损伤可出现受伤平面以下的感觉、运动、反射及括约肌功能完全或部分丧失，称为**完全截瘫或不完全截瘫**。颈椎骨折合并颈段脊髓损伤，可出现**四肢瘫痪**,因肋间肌瘫而出现呼吸困难等。

4.脊髓损伤后出现瘫痪,用截瘫指数将瘫痪程度量化,截瘫指数分别用0、1、2表示:**0表示功能正常,1表示部分功能丧失,2表示功能完全丧失**;一般记录肢体的自主运动、感觉和括约肌(**大小便**)的功能,三项数字相加即是该病人的截瘫指数,指数越高,瘫痪越严重。

5.脊柱骨折、脱位的搬运方法 **三人平托病人**,同步行动,将病人放在脊柱板、木板或门板上;也可将病人保持平直体位,整体滚动到木板上。**严禁弯腰、扭腰**。如有**颈椎骨折、脱位,需要另加一人牵引固定头部**,并与身体保持一致,同步行动。

6.对于颈椎骨折,轻者可用**颌枕带牵引**复位,有明显压缩或脱位者,采用**持续颅骨牵引**复位,复位后头颈胸石膏固定3个月。

7.对于单纯压缩性胸、腰椎骨折,椎体压缩不足1/3者,应**平卧硬板床**,骨折部位加厚枕使脊柱过伸,3日后开始腰背肌锻炼,3个月后逐渐增加下床活动时间。椎体压缩大于1/3者,可用**双踝悬吊法过伸复位**,复位后石膏背心固定3个月。

8.对于爆破型脊柱骨折,应手术治疗。

9.对于合并脊髓损伤者,**及早稳定骨折和解除脊髓压迫**,减轻脊髓水肿和继发性损害。

第三节 关节脱位病人的护理

【知识清单】

1.关节脱位**多发生于青壮年和儿童,上肢多于下肢**。

2.关节脱位的病因有**创伤**(最常见)、**病理改变、先天性关节发育不良和习惯性脱位**。

3.关节脱位专有表现有**畸形、弹性固定、关节腔空虚**。

4.关节脱位的治疗原则 ①复位:**手法复位为主,复位越早、效果越好**;②固定:复位后将关节**固定于功能位2~3周**,使损伤的关节囊、韧带、肌肉等软组织得以修复;③功能锻炼:目的是防止肌肉萎缩及关节僵硬。

5.常见关节脱位 ①**肩关节脱位以前脱位多见**。主要表现为患肩疼痛、功能障碍,常用**健手托扶患侧前臂**。三角肌塌陷,呈"**方肩**"畸形,杜加(Dugas)**试验阳性**。复位后可用长臂石膏托将关节固定于内收、内旋位,屈肘90°,患侧前臂用三角巾悬吊于胸前,一般固定3周左右。②**肘关节脱位以后脱位多见**。主要表现为肘部疼痛、肿胀、活动障碍,畸形,弹性固定于半屈位,病人以健手托住患侧前臂。肘后空虚,可摸到凹陷,尺骨鹰嘴明显向后突出,**肘后三角失去正常关系**。复位后用长臂石膏托固定肘关节于屈曲90°位,前臂用三角巾悬吊于胸前,一般固定2~3周。③**髋关节脱位**主要表现为患侧髋关节疼痛,主动活动功能丧失,被动活动时引起剧痛。髋关节**后脱位时**,患侧下肢呈屈曲、内收、内旋和**短缩畸形,臀后隆起**,可触及脱位的股骨头。髋关节前脱位时,患侧下肢呈外展、外旋和屈曲畸形。复位后置下肢于外展中立位,持续皮肤牵引或穿丁字鞋固定患肢2~3周。

第四节 化脓性骨髓炎病人的护理

【知识清单】

1.化脓性骨髓炎是化脓性细菌引起的**骨膜、骨质、骨髓**的化脓性感染。**多见于抵抗力低**

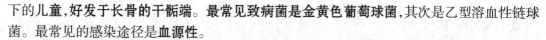

下的儿童,好发于长骨的**干骺端**。**最常见致病菌是金黄色葡萄球菌**,其次是乙型溶血性链球菌。**最常见的感染途径是血源性**。

2. **起病急骤,出现寒战、高热等**。**患处持续性剧痛及深压痛**,患肢活动受限。当骨膜下脓肿形成或已进入软组织中,**患肢局部红、肿、热、痛或有波动感**。脓肿可穿破皮肤形成**窦道**。

3. 早期X线表现不明显,2周后可出现干骺端散在的虫蚀样骨质破坏,骨皮质破坏变薄,亦可见密度很高的**死骨形成**。局部分层穿刺抽出脓液可以确诊。血液细菌培养可能阳性。

4. 急性骨髓炎非手术治疗应**早期、联合、大剂量应用抗生素**,体温正常后,应继续使用抗生素3周,以巩固疗效。患肢用皮肤牵引或石膏托固定于功能位,预防关节挛缩畸形及病理性骨折。若**抗生素治疗48~72小时不能控制感染**,局部分层穿刺抽得脓液或炎性液体,即应局部钻孔引流和开窗减压引流。**慢性骨髓炎以手术治疗为主**,原则是清除死骨、炎性肉芽组织、消灭无效腔和切除窦道。

5. 钻孔或开窗引流时,在骨髓腔内放置2根引流管作持续冲洗引流。**高处的引流管以1500~2000ml抗生素溶液作连续24小时滴注;置于低位的引流管接负压吸收瓶。滴入管应高出床面60~70cm,引流瓶应低于患肢50cm**,以防引流液逆流。引流管一般放置3周,当体温正常、引流通畅、引流液连续三次培养阴性即可拔除引流管。

第五节 颈肩痛与腰腿痛病人的护理

【知识清单】

1. 引起颈肩痛的常见疾病是**颈椎病**。颈椎病是因**颈椎间盘退行性变**及其继发性椎间关节退行性变而刺激或压迫脊髓、神经根、椎动脉、交感神经并引起相应的临床症状和体征。好发部位依次在颈5~6、颈4~5、颈6~7节段。

2. 颈椎病主要分为神经根型、脊髓型、椎动脉型及交感神经型四型,以**神经根型最常见,脊髓型症状最重**。

3. 非手术治疗主要包括颌枕带牵引、颈托固定、理疗、药物治疗、推拿按摩等。对**脊髓型颈椎病不宜颌枕带牵引、推拿按摩**。

4. 手术治疗有前路手术、前外侧手术和后路手术。术后应密切观察呼吸情况,尤其是**前路手术后1~3天内易发生呼吸困难**,主要是切口内出血形成局部血肿或喉头水肿所致。

5. **腰椎间盘突出症是因椎间盘变性,纤维环破裂、髓核组织突出,刺激或压迫脊神经或脊髓引起的一系列症状和体征的疾病,是腰腿痛最常见的原因之一**。好发于L_4~L_5和L_5~S_1椎间隙。

6. **腰痛**是最早出现的症状,绝大多数病人同时出现单侧**坐骨神经痛;**如马尾神经受压则出现大小便功能障碍,鞍区感觉异常。腰部活动受限,其中**以前屈受限最为明显**。**直腿抬高试验及加强试验阳性**。

7. 急性期应**严格卧硬板床休息**,3~4周后多数可好转,起床活动时须**戴腰围**,以防扭伤加重,3个月内不做弯腰拾物动作。

8. 持续骨盆水平牵引的重量根据个体差异在7~15kg之间,抬高床足15~30cm作反牵引,共2周。孕妇、高血压和心脏病病人禁用。

9. **手术后平卧2周**,戴腰围起床活动,以防神经根粘连。

【难点解析】

颈椎病与腰椎间盘突出症的最基本的原因是椎间盘退行性变而使椎间隙狭窄,关节囊、韧带松弛,脊柱活动时稳定性下降,进而引起椎体、椎间关节及其周围韧带发生变性、增生、钙化。最终致相邻脊髓、神经、血管受到刺激或压迫而出现症状。

第六节　骨肿瘤病人的护理

【知识清单】

1. 原发性骨肿瘤可分为良性和恶性两类,良性骨肿瘤以骨软骨瘤和软骨瘤多见,恶性骨肿瘤以骨肉瘤和软骨肉瘤多见。骨肉瘤多见于股骨下端和胫骨上端。

2. 肿块是良性骨肿瘤最常见、最早、最重要的症状。**疼痛是恶性骨肿瘤的最常见、最主要症状**,早期疼痛呈间歇性,后逐渐转为持续性剧痛,尤以夜间为重。**骨肉瘤表面皮温增高,静脉怒张。**

3. 恶性肿瘤X线检查病灶多不规则,呈虫蛀样或筛孔样,密度不均,界限不清,溶骨现象较明显,骨质破坏、变薄、断裂、缺失。骨肉瘤可见Codman三角或呈日光放射状。

4. 良性肿瘤多以局部刮除、灭活、植骨或肿瘤切除为主,预后良好。恶性肿瘤多采用以手术为主的综合治疗。

第七节　产伤骨折与产瘫患儿的护理

【知识清单】

1. 产伤骨折是指**分娩时胎位不正、牵拉不当**所引起的新生儿骨折。表现为新生儿啼哭不止,肢体出现肿胀,活动患肢时啼哭加剧,**X线检查**可明确诊断。10~14日骨折愈合,多为肢体畸形愈合。

2. 产瘫是指在分娩时胎儿发生严重窒息,**大脑细胞因缺氧发生变性坏死**,导致姿势异常和运动障碍,同时伴有智力发育迟滞。可分为痉挛型、手足徐动型、共济失调型、强直型、混合型。产瘫患儿治疗效果不佳,**重在预防**。

【护考训练】

1. 下列属于稳定性骨折的是
  A. 斜形骨折　　　　　　B. 螺旋形骨折　　　　　　C. 粉碎性骨折
  D. 横形骨折　　　　　　E. 撕脱性骨折

2. 容易并发骨筋膜室综合征的骨折部位是
  A. 锁骨　　　B. 上臂　　　C. 前臂　　　D. 骨盆　　　E. 大腿

3. 骨折后最易发生骨缺血性坏死的部位是
  A. 股骨头　　　B. 肱骨头　　　C. 桡骨远端　　　D. 锁骨远端　　　E. 胫骨内踝

4. 对疑有骨折的病人首选的辅助检查是
  A. 血常规检查　　　　　　B. X线检查　　　　　　C. CT检查

D. B型超声检查　　　　　　　E. MRI检查

5. 在护理牵引病人的过程中,防止过度牵引的方法是
   A. 抬高床尾　　　　　　B. 抬高床头　　　　　　C. 加强功能锻炼
   D. 定期摄X线片　　　　E. 定时测量双侧肢体长度

6. 下列关于肱骨髁上骨折的叙述,**不正确**的是
   A. 伸直型骨折多见　　　B. 可发生骨化性肌炎　　C. 可发生缺血性肌挛缩
   D. 肘后三角关系失常　　E. 可采取手法复位屈肘位固定

7. 由外界暴力因素引起的脱位是
   A. 先天性脱位　　　　　B. 习惯性脱位　　　　　C. 创伤性脱位
   D. 病理性脱位　　　　　E. 疲劳性脱位

8. 关节脱位的特征性表现是
   A. 肿胀　　　　B. 疼痛　　　　C. 淤血　　　　D. 弹性固定　　　　E. 活动障碍

9. 肩关节脱位最常见的类型是
   A. 前脱位　　　　　　　B. 后脱位　　　　　　　C. 下脱位
   D. 盂上脱位　　　　　　E. 中心型脱位

10. 肘关节脱位与肱骨髁上骨折最主要的鉴别要点是
    A. 肘部肿胀　　　　　　B. 肘部畸形　　　　　　C. 活动受限
    D. 肘后三角关系失常　　E. 合并神经损伤

11. 急性化脓性骨髓炎最常见的致病菌是
    A. 白色葡萄球菌　　　　B. 真菌　　　　　　　　C. 大肠埃希菌
    D. 溶血性链球菌　　　　E. 金黄色葡萄球菌

12. 针对左股骨下端化脓性骨髓炎病人的护理评估,**错误**的是
    A. 局部红肿　　　　　　　　　　　B. 可形成窦道
    C. 全身中毒症状重,甚至发生休克　D. 早期可发生病理性骨折
    E. 左股骨下端持续性剧痛

13. 临床诊断为急性化脓性骨髓炎,最有价值的辅助检查是
    A. X线检查　　　　　　　　　　　B. CT检查
    C. 红细胞沉降率　　　　　　　　　D. 局部分层穿刺抽取脓液
    E. 血生化

14. 颈椎病发生和发展中最基本的原因是
    A. 颈椎间盘突出　　　　B. 颈椎间盘退行性变　　C. 急性损伤
    D. 慢性劳损　　　　　　E. 先天性椎管狭窄

15. 腰椎间盘突出症中发病率最高的节段是
    A. 腰1~2和腰2~3　　　　B. 腰2~3和腰3~4　　　　C. 腰3~4和腰4~5
    D. 腰4~5和腰5~骶1　　　E. 腰5~骶1和骶1~2

16. 骨肉瘤好发于
    A. 扁骨　　　　B. 股骨骨干　　　　C. 股骨下端　　　　D. 软骨　　　　E. 椎骨

17. 关于产伤骨折**不正确**的说法是
    A. 产伤骨折是指分娩时胎位不正,牵拉不当所引起的骨折
    B. 产伤性骨折愈合较慢,如不及时发现,将发生畸形愈合

C. 在胎儿分娩的过程中,胎位不正,尤其是臀位、肩位,过度牵拉,导致肢体发生骨折

D. 产伤骨折及时复位、固定,可完全恢复功能

E. 表现为新生儿啼哭不止,肢体出现肿胀,活动患肢时啼哭加剧

18. 造成产瘫的主要原因是

    A. 胎儿窒息　　　　　　　　　　B. 早产儿、未成熟儿产伤所致的颅内出血

    C. 新生儿腰椎骨折　　　　　　　　D. 分娩时胎位不正,牵拉不当

    E. 新生儿颅内肿瘤

19. 女孩,5岁。跌倒致左肱骨干骨折,检查时发现左手垂腕、各手指掌指关节不能背伸,考虑合并

    A. 腋神经损伤　　　　　B. 正中神经损伤　　　　　C. 桡神经损伤

    D. 尺神经损伤　　　　　E. 臂丛神经损伤

20. 傅大爷,54岁。跌倒致左手腕部疼痛、活动受限4小时,检查时发现左手呈"餐叉"和"枪刺刀"畸形,考虑发生了

    A. 左手掌骨骨折　　　　B. 左尺骨骨折　　　　　C. 左腕扭伤

    D. Colles骨折　　　　　E. 左腕关节脱位

21. 王奶奶,75岁。跌倒致右髋关节疼痛、肿胀3小时,检查发现右下肢屈曲、内收、外旋、短缩畸形。此病人可能是

    A. 髋关节脱位　　　　　B. 右股骨颈骨折　　　　C. 左腿扭伤

    D. 骨盆骨折　　　　　　E. 股骨上段骨折

22. 男孩,6岁。外伤致肱骨髁上骨折,经手法复位,石膏外固定。5小时后出现手麻,主动活动障碍,手发凉,此时的措施应是

    A. 立即拆除石膏,改用骨牵引治疗　　B. 观察2天,视情况采用相应的措施

    C. 手术探查,手术治疗　　　　　　　D. 应用血管扩张剂

    E. 臂丛麻醉

23. 敬女士,36岁。因车祸后造成高位截瘫,现双下肢肌肉瘫痪,感觉减退,尿失禁,大便尚能控制,其截瘫指数是

    A. 1　　　　　　B. 2　　　　　　C. 3　　　　　　D. 4　　　　　　E. 5

24. 王奶奶,59岁。不慎跌倒后右肩部着地,感局部疼痛,不能活动,急送骨科诊治。查体:右肩呈"方肩畸形",右手不能搭于左侧肩部。最可能的诊断是

    A. 肩关节脱位　　　　　B. 肘关节脱位　　　　　C. 肱骨髁上骨折

    D. 肩峰骨折　　　　　　E. 桡神经损伤

25. 赵爷爷,70岁。乘车时因急刹车,致右膝前方受到撞击,出现右髋剧痛,髋关节运动障碍,检查见右下肢呈屈曲、内收、内旋状态,大转子上移。应诊断为

    A. 股骨颈骨折　　　　　B. 股骨粗隆间骨折　　　C. 股骨粗隆下骨折

    D. 髋关节后脱位　　　　E. 髋关节前脱位

26. 师奶奶,65岁。车祸致右髋关节后脱位,麻醉下行手法复位,持续皮牵引固定3周后。护士给其健康教育时强调3个月内患肢避免负重,其主要目的是

    A. 加快愈合　　　　　　B. 防止股骨头坏死　　　C. 防止并发畸形

    D. 减轻痛苦　　　　　　E. 避免再次脱位

27. 女孩,8岁。因右膝上部剧痛4天,骨膜下穿刺抽出混浊液体,临床诊断为右股骨下端

急性血源性骨髓炎,临床应用大剂量抗生素治疗3天不见好转,应采取

    A. 立即行开窗引流术　　　B. 调整抗生素种类　　　C. 联合应用抗生素

    D. 加大抗生素剂量　　　E. 继续观察病情

28. 男孩,7岁。因膝下方疼痛3天,伴发热2天。入院诊断为右胫骨上端急性骨髓炎。下列治疗措施**不妥**的是

    A. 早期联合大剂量应用抗生素　　　B. 患肢制动

    C. 对症处理　　　D. 尽早行开窗引流术

    E. 可行截肢术

29. 女孩,8岁。因右胫骨上端骨髓炎收住院,下列护理措施**有误**的是

    A. 卧床休息　　　B. 观察患肢疼痛及肿胀

    C. 固定患肢于伸直位　　　D. 保持引流通畅

    E. 少量多次输新鲜血液

30. 奚先生,69岁。诊断为脊髓型颈椎病,入院第3天行颈椎前路手术,手术后病人出现呼吸困难的原因**不包括**

    A. 伤口出血　　　B. 喉头水肿　　　C. 手术损伤脊髓

    D. 引流液过多　　　E. 植骨块脱落

31. 吴女士,44岁。患腰椎间盘突出症5年,经卧硬板床和骨盆牵引等保守治疗无效,现症状逐渐加重,行走100~200米即出现下肢疼痛,须休息或下蹲数分钟才能缓解,入院准备接受手术治疗。吴女士术后第一天进行直腿抬高锻炼最主要目的是为了预防

    A. 神经根粘连　　　B. 血肿形成　　　C. 骨质疏松

    D. 伤口感染　　　E. 肌肉萎缩

32. 楚女士,18岁。右大腿下肢疼痛2个月余。检查:右大腿表面静脉怒张,皮温略高。X线平片示:右股骨下端有边界不清的骨质破坏区,骨膜增生呈放射状阴影。最可能的诊断是

    A. 骨髓炎　　　B. 骨结核　　　C. 骨肉瘤

    D. 骨巨细胞瘤　　　E. 转移性骨肿瘤

(33~34题共用题干)

秦先生,40岁。因车祸受伤,急诊入院。检查可见:右大腿中段明显肿胀、青紫,局部有假关节活动(异常活动)。X线检查示右股骨干中段粉碎性骨折。其他检查未见明显异常。

33. 接诊时应注意观察的并发症是

    A. 内脏损伤　　　B. 休克　　　C. 感染

    D. 骨筋膜室综合征　　　E. 愈合障碍

34. 住院后行骨牵引术,护理措施**错误**的是

    A. 床尾(足端)抬高15~30cm　　　B. 牵引针不可左右移动

    C. 及时去除针孔处血痂　　　D. 鼓励病人功能锻炼

    E. 维持肢体在整复位置

(35~37题共用题干)

聂同学,女,8岁。从1米高台上跌下,左手掌着地。检查可见:左肘部肿胀及压痛,急诊进行临时固定时,触及骨擦感。

35. 你认为目前最可能发生了

    A. 肘关节后脱位　　　B. 肘关节前脱位　　　C. 肘关节侧方脱位

D.肱骨髁上伸直型骨折　　E.肱骨髁上屈曲型骨折

36.在护理过程中,应特别注意是否伤及

　　A.肱二头肌　　　B.肱三头肌　　　　C.尺神经　　　　D.头静脉　　　　E.肱动脉

37.患肢屈肘位石膏托固定第1天。聂同学诉左手疼痛,见手指苍白发凉,动脉搏动较右侧弱。现应采取的主要措施是

　　A.给予安慰和关怀　　　　　　　B.给予止痛剂

　　C.抬高患肢,活动手指　　　　　D.减小右肘屈曲度,另行固定

　　E.立即手术

(38~41题共用题干)

夏先生,43岁。车祸后被120紧急送至医院。体检:胸椎压痛,双下肢瘫痪,呼吸困难,大小便失控。X线摄片提示:胸4~5骨折合并脱位。

38.搬运夏先生的正确方法是

　　A.一人背起夏先生　　　　　　　B.一人抱起夏先生

　　C.三人将夏先生平托到木板上搬运　D.二人搬运,其中一人抬头,一人抬腿

　　E.二人轮流背起夏先生

39.导致夏先生呼吸困难的最主要原因是

　　A.腹胀引起膈肌上移　　B.膈肌麻痹　　　　C.肋间肌麻痹

　　D.痰液堵塞气道　　　　E.水肿压迫呼吸中枢

40.夏先生瘫痪的类型是

　　A.四肢瘫　　　B.截瘫　　　C.偏瘫　　　D.脑瘫　　　E.痉挛性瘫

41.该类病人卧床期间易合并的并发症**除外**

　　A.肺部感染　　　　　　　　　B.泌尿系感染

　　C.缺血性骨坏死和缺血性肌挛缩　　D.关节僵硬

　　E.压疮

(42~44题共用题干)

令女士,35岁。腰痛伴左下肢放射痛3个月。检查:脊柱侧凸,左小腿肌肉萎缩,足背感觉下降,左直腿抬高试验(+),X线平片示L_5~S_1椎间隙稍狭窄。

42.最可能的诊断是

　　A.腰椎管狭窄症　　　B.腰椎间盘突出症　　　C.慢性腰肌劳损

　　D.马尾肿瘤　　　　　E.腰椎结核

43.**不合适**的治疗方法是

　　A.腰围固定　　　　B.牵引　　　　　　C.理疗、推拿、按摩

　　D.卧床休息　　　　E.腰背肌锻炼

44.对令女士恢复期的护理指导**除外**

　　A.避免负重　　　　B.适宜的锻炼　　　　C.勿进行重体力劳动

　　D.坚持用腰围　　　E.1年后复查

(余宜龙　肖　凯　李　陟)

第二十一章 皮肤病与性传播疾病病人的护理

第一节 概 述

【知识清单】

1. 皮肤是人体最大的器官,**总面积约为1.5~2m²**,总重量约占体重的16%。皮肤厚度约0.5~4mm(不含皮下组织),以**掌、跖部最厚**,眼睑、**外阴、乳房处皮肤最薄**。

2. 皮肤由**表皮、真皮和皮下组织构成**。表皮主要由角质形成细胞、黑素细胞、朗格汉斯细胞等构成,由深至浅依次为基底层、棘层、颗粒层、透明层、角质层。皮肤的附属器包括毛发、皮脂腺、汗腺和甲等。

3. 皮肤具有吸收、**分泌排泄、保护、感觉、调节体温、代谢、免疫**等功能。

4. 皮肤病主要表现为**自觉症状和他觉症状**,其中瘙痒是最常见的自觉症状。

5. 皮肤病的治疗主要有全身疗法、**局部疗法(最主要)**、物理疗法和手术治疗。

第二节 变态反应性皮肤病病人的护理

【知识清单】

1. 四种常见变态反应性皮肤病的特点见表21-1。

表21-1 四种常见变态反应性皮肤病的特点

	接触性皮炎	急性湿疹	荨麻疹	药疹
病因	接触致敏物	病因复杂	病因不明	有用药史
发病机制	原发刺激性 变态反应性(Ⅳ型)	变态反应性(Ⅳ型)	Ⅰ型为主,少数为 Ⅱ型或Ⅲ型	Ⅰ、Ⅱ、Ⅲ、Ⅳ型都有
临床表现	皮疹单一,局限于接 触部位	皮损呈多形性、对称泛 发,有渗出	时隐时现的剧痒 和风团	皮损多样,以固定红 斑型多见
处理原则	脱离致敏物	抗炎、止痒	对症、抗过敏	停用可疑药物、对症 支持疗法
护理要点	避免再接触致敏物	正确使用外用药	瘙痒的护理	密切观察病情

2. 急性湿疹与接触性皮炎的鉴别见表21-2。

表21-2　急性湿疹与接触性皮炎的鉴别

	急性湿疹	接触性皮炎
病因	复杂,不易寻找	常有致敏物或刺激物接触史
发病部位	对称、泛发	常限于接触部位
皮损特点	皮损多形,易渗出,境界不清	皮疹形态较单一,境界清楚
自觉症状	瘙痒剧烈	瘙痒、灼痛
病程	常迁延复发	去除病因,适当处理即可较快痊愈

第三节　感染性皮肤病病人的护理

【知识清单】

四种常见感染性皮肤病的特点见表21-3。

表21-3　四种常见感染性皮肤病的特点

	脓疱疮	浅部真菌病	带状疱疹	疥疮
病因	金葡菌或链球菌感染	真菌感染	VZV病毒感染	人型疥螨引起
好发季节	夏秋季	夏重冬轻	春秋季	冬季
好发部位	口鼻周围、四肢	手足、头、体、股、甲	三叉神经、肋间神经	皮肤薄嫩处
临床表现	脓疱	瘙痒、红斑、水疱、丘疹、鳞屑等	皮肤感觉过敏、神经痛、带状丘疱疹	丘疹、丘疱疹、隧道、夜间剧痒
处理原则	抗炎	抗真菌	抗病毒	杀虫
护理要点	避免接触传染、需隔离	注意消毒隔离措施	神经痛和皮损护理	注意消毒隔离措施

第四节　其他皮肤病病人的护理

【知识清单】

1. 银屑病又称牛皮癣,是一种以**银白色成层鳞屑的丘疹或斑丘疹为特征**的慢性炎症性皮肤病,**春重夏轻,病程慢性,易于复发**。目前认为是由多种因素引起的表皮细胞增殖加速、角化不全及炎症反应,**尚无特效疗法**。分寻常型、脓疱型、关节病型、红皮病型四种,**以寻常型最常见**。

2. **银白色鳞屑、薄膜现象和点状出血现象**是寻常型银屑病的三大临床特征,具有诊断价值。按病情发展可分为进行期、稳定期(或静止期)、消退期三期。

3. 脓疱型银屑病基本损害为**无菌性小脓疱**。

4. 关节病型银屑病除皮损外,同时**伴关节肿痛**,类似类风湿关节炎,以手、腕、足等小关节为多见。

5. 红皮病型银屑病皮损特点为**全身皮肤弥漫性潮红、肿胀、浸润、表面大量糠秕样鳞屑**。

6. 神经性皮炎又称慢性单纯性苔藓,是**一种以阵发性剧痒和皮肤苔藓样变为特征的慢**性炎症性皮肤病。以青壮年多见,**夏重冬轻**,病程慢性,**常迁延不愈或反复发作**。目前使用抗组胺药、糖皮质激素和维生素治疗。有局限性和播散性两种,以局限性最常见,好发于摩擦部位,播散性对称泛发于全身。

第五节 常见性传播疾病病人的护理

【知识清单】

1. 淋病**多由不洁性行为引起**,极少数可通过被淋病病人分泌物污染的衣裤、被褥、毛巾、浴盆等间接感染,新生儿可通过患淋病孕妇的产道而感染引起淋菌性结膜炎。**淋病病人是主要的传染源**。

2. 梅毒**主要通过性接触和血液传播**,其次通过母婴传播、间接接触、接吻、握手、哺乳等感染。

3. 尖锐湿疣主要通过性接触而传播,少数可通过日常生活用品如内裤、浴巾、浴盆而间接接触感染。

4. 三种常见性传播疾病的临床特点见表21-4。

表 21-4 三种常见性传播疾病的临床特点

	淋病	梅毒	尖锐湿疣
致病菌	淋病双球菌	梅毒螺旋体	人类乳头瘤病毒
临床表现	男性淋病:以化脓性尿道炎表现为主;女性淋病:症状不明显,先有尿道炎,后有宫颈炎	一期:单个无痛的硬下疳,传染性极强;二期:全身皮肤多样性梅毒疹,传染性强;三期:结节性梅毒疹及树胶肿,伴有心血管及内脏的损害,无传染性	在外生殖器及肛周出现乳头状、菜花状或鸡冠状的疣状增生物
处理原则	大观霉素、头孢菌素类、氧氟沙星	首选青霉素	以局部治疗为主

5. 护理要点 **严格掌握消毒隔离制度**,性伴同治,注意心理护理。

【护考训练】

1. 影响皮肤吸收作用的因素,**不正确**的是
　　A. 皮肤的厚薄　　　　　B. 皮肤的颜色　　　　　C. 皮肤的部位
　　D. 皮肤的含水量　　　　E. 被吸收物的理化性质

2. 下列描述错误的是
　　A. 瘙痒是皮肤病的常见自觉症状,也可是内脏严重疾病的皮肤表现
　　B. 鳞屑、痂、抓痕、瘢痕等均属继发性损害
　　C. 糜烂、溃疡愈合后均遗留瘢痕
　　D. 原发性损害是皮肤病特有病理过程所产生的损害
　　E. 皮肤病各种基本损害不是孤立、静止不变的,一种基本损害可演变为另一种损害

3. 在接触性皮炎出现明显瘙痒时的护理措施中,**不妥**的是

    A. 减少被盖与衣服　　　　　　　　B. 局部热敷

    C. 分散病人对痒的注意力　　　　　D. 按医嘱局部使用止痒剂

    E. 按医嘱服用抗组胺药

4. 关于湿疹临床表现的描述,**错误**的是

    A. 好发于四肢屈侧　　　　B. 瘙痒剧烈　　　　　C. 对称性分布

    D. 皮疹为多形性改变　　　E. 病程约3~6个月

5. 头皮出现小片状鳞屑斑,毛发细小,病发刚出头皮即折断,应考虑

    A. 石棉状癣　　　B. 黑点癣　　　　C. 黄癣　　　　D. 白癣　　　　E. 脓癣

6. 疥疮好发部位是

    A. 四肢伸侧面为主　　　　　　　B. 头皮、小腿好发

    C. 多是屈侧面以指缝、阴股部为主　　D. 不侵犯男女阴部

    E. 不在脐周发病

7. **不属于**神经性皮炎表现的是

    A. 皮疹为苔藓样变,有扁平丘疹　　　B. 剧痒

    C. 好发于易受摩擦的部位　　　　　D. 慢性经过,不复发

    E. 无渗出倾向

8. 银屑病典型的皮损为

    A. 丘疹　　　B. 鳞屑性红斑　　　C. 水疱　　　D. 糜烂　　　E. 结痂

9. 治疗梅毒的首选药物是

    A. 螺旋霉素　　B. 青霉素　　C. 四环素　　D. 庆大霉素　　E. 氯霉素

10. 梅毒的传染途径**不包括**

    A. 性行为　　B. 胎传　　C. 输血或吸毒　　D. 接吻或握手　　E. 呼吸道

11. 醋酸白试验是检查的性传播疾病是

    A. 淋病　　　　　　　B. 梅毒　　　　　　C. 生殖器疱疹

    D. 非淋菌性尿道炎　　E. 尖锐湿疣

12. 王女士,30岁。患银屑病20余年,反复发作。近日采用光化学疗法治疗,**不宜**食用的食物是

    A. 青菜　　　B. 茄子　　　C. 西红柿　　　D. 菠萝　　　E. 鸡蛋

13. 外科新分配一位医生,上班1个月后,两前臂发生红斑、丘疹,痒。怀疑新洁尔灭或酒精过敏,为了确诊拟做

    A. 斑贴试验　　　　　B. 皮内试验　　　　　C. 划破试验

    D. 划痕试验　　　　　E. 组织胺试验

14. 孙先生,25岁。因"感冒"服用抗生素和"退烧药"后出现药疹。处理该病的首要原则是

    A. 停用一切可疑药物　　B. 促进体内药物排泄　　C. 对症治疗

    D. 支持疗法　　　　　　E. 防治感染

15. 钱女士,35岁。因手外伤清创后注射TAT,1周后全身出现大小不等的风团,自感咽部发紧,诊断为荨麻疹。该病人的护理措施中**不妥**的是

    A. 停止接触致敏物　　B. 指导病人清淡饮食　　C. 给病人吸氧

D. 指导服用抗过敏药　　E. 控制水的摄入

16. 李女士,25岁。因接触性皮炎而就诊,对该病人的健康教育,**不妥**的是

　　A. 避免接触致敏因素　　　　　　B. 使用辛辣食物,以缓解瘙痒

　　C. 保持皮肤的清洁与干燥　　　　D. 穿质地柔软的棉质衣物

　　E. 正确、合理用药

17. 男孩,9岁。鼻周起小水疱4天,渐增多,面部、四肢也出现类似皮损,疱壁薄,易破溃,周围有明显红晕,同学中有类似病人。最可能的诊断为

　　A. 寻常型脓疱疮　　　　B. 寻常型天疱疮　　　　C. 水痘

　　D. 单纯疱疹　　　　　　E. 丘疹性荨麻疹

18. 李先生,35岁。因右胸部疼痛和带状集簇性水疱诊断为带状疱疹。其临床特点应**除外**

　　A. 发疹前有前驱症状　　B. 多见于成年人　　　　C. 水疱呈一侧带状排列

　　D. 可遗留顽固性神经痛　　E. 愈合后留有瘢痕

19. 男孩,14岁。因头部瘙痒和断发被诊断为"头癣",**不是**该病的综合治疗措施是

　　A. 剃　　　　B. 洗　　　　C. 晒　　　　D. 煮　　　　E. 服

20. 小张,女,12岁。全身出现散在性红斑、鳞屑损害2年,拟诊断为寻常型银屑病,与该病**无关**的描述是

　　A. "薄膜"现象　　　　B. "点状出血"现象　　　　C. "顶针样"改变

　　D. 结节样改变　　　　E. "同形"反应

21. 李先生,30岁。反复发作较大范围的寻常型银屑病18年,该病人的饮食中,需注意补充的营养素是

　　A. 碳水化合物　　B. 脂肪　　　　C. 胆固醇　　　　D. 维生素　　　　E. 微量元素

22. 张先生,25岁。有不洁性交史,临床诊断为淋病,该病最有意义的临床表现是

　　A. 尿道口红肿　　　　　　　　B. 尿道口排出脓性分泌物

　　C. 尿频、尿急、尿痛　　　　　D. 血尿

　　E. 有全身症状

23. 汤女士,28岁。患二期梅毒,在使用青霉素过程中,病人出现发热、寒战、头痛、肌痛、心动过速等症状。应考虑为

　　A. 感冒　　　　　　　　B. 药物过敏　　　　　　C. 吉海反应

　　D. 焦虑　　　　　　　　E. Ramsay-Hunt综合征

24. 钟先生,35岁。患急性淋病3周,曾在非正规医疗机构治疗,但未见明显好转,近几日来出现尿频、尿急、尿痛,排尿终末时疼痛加重并伴有血尿,目前应考虑

　　A. 急性前尿道炎　　　B. 急性后尿道炎　　　C. 前列腺炎

　　D. 输精管炎　　　　　E. 精囊炎

（25~26题共用题干）

　　男孩,6岁。4小时前在野外玩耍时四肢被昆虫叮咬,自感瘙痒。体检可见四肢皮肤有散在的局限性、实质性和隆起性损害,直径约0.2~0.5cm大小,淡红色。

25. 该男孩的皮损可能是

　　A. 斑疹　　　　B. 丘疹　　　　C. 结节　　　　D. 风团　　　　E. 囊肿

26. 在使用外用药过程中,以下**不妥**的是

　　A. 一般从低浓度开始

B. 刺激性强的药物不宜用于薄嫩皮肤部位

C. 护士须将药物用法详细告诉病人

D. 一般从小面积开始

E. 发现药物不良反应时,需降低浓度观察变化

（27~28题共用题干）

汤小姐,18岁。今天吃过海鲜后,即感全身皮肤瘙痒,并相继出现大小不一的风团,风团一般持续30分钟左右后自行消退,但不久又复出。

27. 关于荨麻疹的描述**错误**的是

A. 荨麻疹又称风疹块　　　　B. 是一种暂时性、局限性、水肿性皮疹

C. 本病的发病机制只有变态反应　D. 风团消退后不留痕迹

E. 一般经数日或1~2周而愈

28. 以下护理措施中**错误**的是

A. 停止服用或食用可疑的致敏药物及食物

B. 控制摄入水量

C. 做好心理护理

D. 积极配合抢救

E. 根据风团发生的时间调整给药时间

（29~30题共用题干）

王先生,35岁。1周前患"感冒",2天后在口角处出现红斑、集簇性小丘疹,并很快变为粟粒至绿豆大小的水疱,疱破后出现糜烂和结痂。

29. 与本病特点**不符**的是

A. 发生于皮肤黏膜交界处　　B. 局部灼热感

C. 集簇性的水疱　　　　　　D. 病程有自限性

E. 不易复发

30. 以下护理措施中,**不妥**的是

A. 加强与病人沟通　　　　　B. 让病人了解如何减少复发

C. 保持局部干燥　　　　　　D. 应尽早去除结痂

E. 指导使用外用药

（31~32题共用题干）

任先生,45岁。四肢及腰背部散在性红斑、鳞屑损害30余年,临床诊断为寻常型鳞屑病。病人因病情反复发作,长期不愈,出现焦虑、烦躁情绪。

31. 目前主要的护理诊断是

A. 皮肤完整性受损　　B. 睡眠型态紊乱　　　　C. 焦虑

D. 自我形象紊乱　　　E. 知识缺乏

32. 以下护理措施**错误**的是

A. 做好耐心细致的解释工作

B. 保持皮肤的清洁卫生,防止外伤

C. 外用药使用前应先沐浴

D. 局部用药时注意防止药物中毒

E. 应给予病人高碳水化合物、高维生素和低蛋白饮食

（33~34题共用题干）

张先生,40岁。2周前尿道口红肿、瘙痒和刺痛,晨起见尿道口有黄白色脓液排出。1周前又出现尿频、尿急、尿痛,同时伴有发热与头痛。3周前病人曾有不洁性交史。实验室检查:尿道分泌涂片发现革兰阴性双球菌。临床诊断: 急性淋病。

33.该病人最重要的临床表现应该是

  A.尿道口瘙痒和刺痛 B.有"糊口"现象 C.尿频、尿急

  D.血尿   E.伴有不同程度的全身症状

34.以下护理措施**错误**的是

  A.告诫病人忌饮酒、浓茶、咖啡及刺激性饮食

  B.鼓励病人多喝水,促进尿路内细菌及分泌物排出

  C.严禁性生活

  D.嘱病人的性伴侣在病人治愈后再治疗

  E.被病人污染的衣物、浴盆、浴巾及便具等应及时清洗消毒

（35~36题共用题干）

李女士,35岁。半年前出差,曾用住宿处浴盆洗浴,2个月前在大小阴唇处出现数个大小不等有蒂的菜花状粉红色增生物,表面有少量分泌物,有臭味。

35.该病人的诊断应考虑为

  A.淋病   B.生殖器疱疹   C.尖锐湿疣

  D.非淋菌性尿道炎 E.扁平湿疣

36.在对该病人的护理中**错误**的是

  A.介绍本病的相关知识

  B.使用外用药次数越多、面积越大越好

  C.物理疗法后创面保持干燥

  D.嘱其性伙伴应同时检查和治疗

  E.用过的衣物、被褥、毛巾、浴盆及便具应清洗消毒

（曾 芍）

附录　护考训练参考答案

第一章　绪　论

1. D　　2. D　　3. B　　4. E　　5. D　　6. E　　7. A　　8. E

第二章　外科体液代谢失衡病人的护理

1. E　　2. A　　3. A　　4. D　　5. A　　6. C　　7. D　　8. E　　9. D　　10. B
11. E　　12. B　　13. C　　14. D　　15. C　　16. E　　17. B　　18. C　　19. E　　20. D
21. C　　22. D　　23. A

第三章　外科病人营养代谢支持的护理

1. C　　2. D　　3. C　　4. A　　5. D　　6. B　　7. B　　8. E　　9. C

第四章　外科休克病人的护理

1. E　　2. A　　3. D　　4. D　　5. C　　6. E　　7. A　　8. D　　9. E　　10. D
11. C　　12. C　　13. C　　14. B　　15. E

第五章　麻醉病人的护理

1. D　　2. D　　3. D　　4. D　　5. E　　6. A　　7. C　　8. D　　9. B　　10. D
11. A　　12. E　　13. B　　14. C　　15. C　　16. A　　17. C　　18. E　　19. B　　20. A
21. E　　22. D　　23. C　　24. C　　25. D　　26. D　　27. B　　28. E　　29. E　　30. D
31. C

第六章　围术期护理

1. B　　2. E　　3. C　　4. C　　5. E　　6. D　　7. E　　8. E　　9. C　　10. E
11. B　　12. A　　13. A　　14. C　　15. C　　16. B　　17. A　　18. E　　19. B　　20. D
21. E　　22. C　　23. E　　24. C

第七章　外科感染病人的护理

1. B　　2. B　　3. C　　4. D　　5. D　　6. B　　7. B　　8. A　　9. D　　10. D
11. C　　12. C　　13. C　　14. D　　15. C　　16. E　　17. C　　18. C　　19. E　　20. D
21. B　　22. C　　23. A　　24. C　　25. D　　26. E　　27. B

第八章　损伤病人的护理

1. B	2. D	3. C	4. C	5. A	6. A	7. B	8. D	9. B	10. B
11. A	12. A	13. A	14. C	15. E	16. C	17. D	18. C	19. D	20. B
21. C	22. D	23. D	24. E	25. E	26. E	27. D	28. D	29. B	30. E
31. A	32. B	33. C	34. B	35. C	36. E				

第九章　肿瘤病人的护理

| 1. D | 2. A | 3. E | 4. B | 5. B | 6. E | 7. A | 8. B | 9. E | 10. B |
| 11. C | 12. A | | | | | | | | |

第十章　颅脑疾病病人的护理

1. B	2. D	3. A	4. C	5. D	6. D	7. B	8. D	9. C	10. D
11. B	12. D	13. E	14. A	15. A	16. B	17. C	18. C	19. E	20. D
21. C	22. E	23. A	24. A	25. D	26. D	27. D			

第十一章　颈部疾病病人的护理

1. E	2. B	3. E	4. C	5. A	6. B	7. A	8. B	9. E	10. D
11. B	12. E	13. A	14. C	15. D	16. D	17. A	18. E	19. E	20. E
21. D	22. C	23. C	24. C	25. D	26. D	27. C	28. C	29. D	30. C
31. D	32. D	33. C							

第十二章　乳房疾病病人的护理

1. D	2. A	3. E	4. B	5. D	6. C	7. C	8. C	9. E	10. A
11. B	12. D	13. C	14. D	15. A	16. D	17. E	18. A	19. E	20. D
21. C	22. C	23. D	24. C	25. B					

第十三章　胸部疾病病人的护理

1. C	2. A	3. A	4. B	5. C	6. D	7. B	8. C	9. C	10. B
11. D	12. A	13. D	14. D	15. A	16. C	17. B	18. E	19. D	20. C
21. D	22. E	23. D	24. A	25. D	26. D	27. B	28. B	29. C	30. C
31. C	32. E	33. A	34. C	35. D	36. B	37. B	38. A		

第十四章　急性化脓性腹膜炎与腹部损伤病人的护理

| 1. C | 2. D | 3. E | 4. E | 5. A | 6. A | 7. B | 8. C | 9. D | 10. D |
| 11. C | 12. E | 13. D | 14. E | 15. D | 16. D | 17. D | 18. A | 19. D | 20. E |

第十五章　胃肠疾病病人的护理

| 1. E | 2. B | 3. E | 4. D | 5. C | 6. A | 7. A | 8. C | 9. D | 10. B |

11. C 12. D 13. A 14. B 15. E 16. C 17. C 18. E 19. D 20. C
21. A 22. D 23. B 24. C 25. E 26. D 27. B 28. E 29. C 30. C
31. C 32. A 33. C 34. D 35. D 36. C 37. E 38. E 39. E 40. B
41. B 42. E 43. E 44. E 45. A 46. D 47. E 48. E 49. E 50. E
51. A 52. E 53. E 54. E 55. A 56. C 57. C 58. C 59. D 60. B
61. C 62. C 63. A 64. B 65. C

第十六章　肝胆胰疾病病人的护理

1. D 2. A 3. E 4. C 5. B 6. A 7. D 8. B 9. A 10. A
11. A 12. A 13. D 14. C 15. E 16. C 17. C 18. A 19. C 20. C
21. C 22. E 23. A 24. B 25. E 26. E 27. C 28. D 29. C 30. E
31. B 32. E 33. B 34. D 35. A 36. C 37. E 38. A 39. A 40. C

第十七章　外科急腹症病人的护理

1. E 2. D 3. D 4. A 5. A 6. D 7. A 8. E 9. E 10. B
11. C 12. B 13. D 14. B 15. B 16. A 17. A 18. D

第十八章　周围血管疾病病人的护理

1. D 2. C 3. D 4. D 5. B 6. D 7. E 8. B 9. D 10. E
11. C 12. B 13. E 14. B 15. A 16. E 17. C 18. A 19. E

第十九章　泌尿及男性生殖系统疾病病人的护理

1. C 2. E 3. D 4. C 5. C 6. C 7. D 8. A 9. A 10. C
11. E 12. C 13. E 14. E 15. E 16. E 17. E 18. C 19. E 20. C
21. E 22. B 23. C 24. C 25. B 26. C 27. E 28. C 29. D 30. D
31. D 32. E 33. D 34. E 35. E 36. D 37. D 38. B 39. D 40. B
41. B 42. E 43. C 44. B 45. A 46. D 47. D 48. E 49. A

第二十章　运动系统疾病病人的护理

1. D 2. C 3. A 4. D 5. D 6. E 7. C 8. D 9. A 10. D
11. E 12. D 13. D 14. E 15. D 16. C 17. B 18. A 19. C 20. D
21. B 22. A 23. D 24. A 25. D 26. E 27. A 28. E 29. C 30. D
31. A 32. C 33. B 34. C 35. D 36. E 37. D 38. C 39. E 40. B
41. C 42. B 43. E 44. E

第二十一章　皮肤病与性传播疾病病人的护理

1. B 2. C 3. B 4. E 5. B 6. C 7. D 8. B 9. B 10. E
11. E 12. D 13. A 14. A 15. E 16. B 17. A 18. E 19. C 20. D
21. D 22. B 23. C 24. D 25. E 26. E 27. C 28. B 29. E 30. D
31. C 32. E 33. B 34. D 35. C 36. B